AF410956

MANUEL PRATIQUE

DE

MICROSCOPIE

APPLIQUÉE

A LA MÉDECINE.

PARIS. — IMPRIMERIE DE E. BRIÈRE,

RUE SAINT-HONORÉ, 257.

MANUEL PRATIQUE

DE

MICROSCOPIE

APPLIQUÉE

A LA MÉDECINE

Par M. P. COULIER,

Docteur en médecine, Pharmacien major,
Professeur de chimie a l'Ecole Impériale d'application de médecine
et de pharmacie militaires.

AVEC DOUZE PLANCHES

Dessinées et gravées par l'auteur.

PARIS

DESOBRY, E. MAGDELEINE ET Ce, ÉDITEURS,
Rue des Ecoles, 78, près du Musée de Cluny et de la Sorbonne.

1859.

PRÉFACE.

Il n'y a pas encore bien longtemps que le microscope était à peu près inconnu aux Élèves en médecine. Quelques riches amateurs pouvaient seuls acquérir à grand prix un instrument qui paraîtrait bien médiocre aujourd'hui ; et encore fallait-il qu'ils apprissent eux-mêmes à en tirer parti, sans pouvoir profiter d'une autre expérience que la leur.

Aujourd'hui, les choses ont changé, grâce aux efforts des micrographes et des opticiens. Ceux-ci ont accumulé de patientes observations, et ont libéralement partagé avec leurs Élèves ou leurs lecteurs le fruit de leur expérience. Ceux-là sont parvenus à fabriquer de bons instruments à un prix assez réduit pour que l'achat d'un microscope soit à la portée de tous, et pour que les Écoles puissent en mettre entre les mains des Élèves sans avoir trop à redouter les suites de l'inexpérience.

A la Faculté de médecine de Paris, on a installé dans le Musée un grand nombre de microscopes, qui sont garnis tous les jours de magnifiques préparations. Les instruments sont disposés de telle sorte que l'Élève puisse mettre à son point, selon qu'il est myope ou presbyte. Il peut donc tous les jours voir en quelques instants douze ou quinze préparations.

Au Val-de-Grâce, douze microscopes, pouvant amplifier de 50 à 500 diamètres, sont mis à la disposition des Élèves, qui apprennent ainsi non-seulement à observer, mais encore à manier l'instrument et à faire eux-mêmes leurs préparations (1).

On pourrait croire que ces microscopes doivent être très-vite détériorés : il n'en est rien, pourvu qu'un démonstrateur explique d'abord le mécanisme des différentes pièces et montre la manière d'opérer.

J'ai été chargé pendant six années consécutives de cette partie de l'enseignement, et j'ai pensé qu'il pourrait être utile de réunir en un petit volume les quelques leçons que je fais chaque année sur ce sujet.

La première partie de ce livre est consacrée à apprendre à manier l'instrument.

La seconde contient des observations ayant trait à la médecine. Ces observations auraient pu facilement être multipliées ; j'ai pensé que ce serait là

(1) Le ministre de la guerre a bien voulu accorder récemment un microscope semblable à chaque hôpital militaire de province, de telle sorte que les Officiers de santé militaires peuvent mettre à profit, dans l'intérêt du service, les connaissances qu'ils ont acquises soit au Val-de-Grâce, soit par leurs propres travaux.

un écueil pour un livre destiné à familiariser dans une juste limite les Élèves avec le maniement du microscope, et non pour leur faire faire une étude exclusive de ce genre d'observation.

P. COULIER.

MANUEL DE MICROSCOPIE

APPLIQUÉE

A LA MÉDECINE.

PREMIER LIVRE.

MICROSCOPE ET SON EMPLOI.

—

CHAPITRE PREMIER.

Description du microscope et de ses accessoires.

—

Le microscope composé a reçu ce nom parcequ'il contient au moins deux lentilles, les microscopes simples ne sont autre chose que les loupes ordinaires (1).

Le microscope composé est le seul qui puisse se prêter au sujet qui nous occupe, le pouvoir amplifiant des microscopes simples n'étant pas assez considérable.

(1) Le microscope Raspail, qu'il serait plus juste d'appeler microscope de Cuff, consiste en une loupe à court foyer

Tout microscope, quelles que soient sa forme et sa construction se compose de plusieurs parties que nous allons examiner successivement. Ces parties sont : 1º les lentilles et leur monture, 2º le pied, 3º la platine, 4º le réflecteur, 5º le mouvement et 6º les diaphragmes.

§ 1.

LENTILLES.

Les lentilles sont de deux sortes, celles qui se trouvent rapprochées de l'objet et dont l'ensemble a reçu le nom d'objectif, et celles qui forment l'oculaire.

L'objectif se compose de une ou plusieurs lentilles plan convexe. La face plane est toujours tournée vers l'objet. Les lentilles convexes employées autrefois donnent de mauvais résultats. Ces lentilles doivent être achromatiques. La monture de l'objectif est en cuivre, et de son fini dépend en grande partie la bonté de l'instrument. Il faut en effet que les centres de toutes les lentilles soient mathématiquement sur l'axe de la monture de

montée sur un pied, et munie d'un réflecteur et d'une platine. Cet instrument est excellent pour amplifier de 20 diamètres. Il ne peut servir aux études de micrographie médicale qui exigent le plus souvent un pouvoir amplifiant bien plus considérable.

l'objectif, et que de plus la vis destinée à fixer cet objectif au tube du microscope soit établie de telle sorte que ce même axe se confonde avec celui de l'oculaire. Dans les instruments bien construits, le bord de la monture dépasse un peu la face de la dernière lentille et la préserve ainsi du contact des corps extérieurs.

Un numéro est gravé sur chaque objectif. Les numéros les plus faibles correspondent aux grossissements les moins forts. Il est essentiel lorsqu'on dévisse les objectifs de s'assurer qu'on enlève bien l'objectif tout entier et non une ou plusieurs de ses lentilles seulement, ce qui expose à une grande confusion. Les constructeurs habiles ont du reste l'attention de donner un diamètre différent aux vis qui joignent les différentes parties de l'objectif entre elles et à celle qui fixe ce dernier au tube. Dans le cas contraire il est bon de graver le numéro de l'objectif sur chacune des pièces qui le composent.

Dans quelques microscopes, on obtient des grossissements différents en dévissant successivement une ou plusieurs lentilles. Cette construction est vicieuse. Il est presque impossible d'obtenir ainsi un achromatisme parfait. Les opticiens habiles ont le soin pour construire un bon instrument de choisir parmi un grand nombre de lentilles identiques en apparence celles qui *se conviennent* le mieux entre elles ; il est donc bon de les laisser dans l'ordre que l'expérience a indiqué comme étant le plus favorable, et de ne jamais les déranger. Lorsque cela est nécessaire, on essuie la face plane de l'objectif avec un linge fin à demi usé. La peau fine dont quelques personnes se servent laisse toujours sur le verre une couche de matière grasse. Les objectifs doivent être toujours posés dans leur boîte sur la partie qui se visse, de manière que la poussière tombe sur la surface la plus facile à essuyer. Pour la même raison, on ne doit jamais enlever l'oculaire et laisser l'objectif sur le microscope. Pour enlever la poussière qui tombe sur les lentilles, on se sert d'un petit pinceau à aquarelle lavé à l'éther et qu'on conserve dans un petit tube. On ne doit essuyer les objectifs que le plus rarement possible, et ne se servir du linge que quand le pinceau est insuffisant.

L'oculaire se compose toujours dans les microscopes modernes de deux lentilles plan convexe, unies ensemble par un tube en cuivre plus ou moins long et qui entre à frottement dans le tube du microscope. Sa construction présente bien moins de difficultés que celle de l'objectif, à cause de son volume plus considérable.

Chaque oculaire porte également un numéro qui indique sa puissance. Quant au tube auquel se fixent l'oculaire et l'objectif, il doit être peint en noir, de manière à ce que tous les rayons inutiles soient bien absorbés. Sa longueur doit être d'environ 20 centimètres.

§ 2.

PIED OU SUPPORT.

Le pied de l'instrument est la partie qui soutient le tube dont nous venons de parler. La forme du pied est indifférente, seulement il est indispensable qu'il soit bas, large, et très-pesant.

L'observation devient très-pénible avec les microscope vacillants et toujours prêts à tomber. Un grand nombre de microscopes anglais, excellents d'ailleurs, ont ce défaut. Quelquefois on peut fixer l'instrument à la table ou à la boîte elle-même qui le contient. La première de ces dispositions ne permet pas à l'observateur de changer de position et le fatigue ainsi inutilement, la seconde l'oblige à une position forcée à cause de l'élévation de tout le système; elles sont donc, l'une et l'autre, défectueuses.

Quelques microscopes peuvent s'incliner différemment. Ce modèle de construction qui se généralise beaucoup aujourd'hui est bon, à la condition que la solidité du pied ne soit pas compromise. Les microscopes horizontaux ont été vantés comme causant moins de fatigue à l'observateur, mais en réalité ils le fatiguent davantage.

§ 3.

PLATINE.

La platine est la portion du pied sur laquelle doivent se placer les objets à examiner. Cette platine doit être large, bien perpendiculaire à l'axe du tube, et assez solide pour qu'on puisse y appuyer les mains avec force sans la fléchir ou la fausser. Elle est ordinairement en cuivre ou en verre dépoli; cette dernière substance est préférable à cause de sa résistance aux acides. Elle est percée à son centre de manière à laisser passer les rayons réfléchis par le miroir.

On fabrique un assez grand nombre de microscopes dits à platine tournante. Cette disposition est fort bonne et permet d'observer les objets sous différentes incidences de lumière. Quant aux platines mobiles de haut en bas au moyen d'une vis ou d'une crémaillère qui permet ainsi de mettre au point, ce sont les plus mauvaises de toutes, parceque leur solidité laisse toujours à désirer : elles doivent être rigoureusement proscrites.

. Sur les côtés de la platine se trouvent habituellement deux ouvertures qui reçoivent chacune un valet analogue à celui qui se trouve sur les établis de menuisiers. Ces deux valets servent à comprimer convenablement l'objet qu'on examine et à le fixer lorsque le microscope peut s'incliner.

§ 4.

RÉFLECTEUR.

Le réflecteur est un miroir placé à la partie inférieure du pied. Son centre se trouve sur l'axe de l'instrument, et lui-même est mobile autour d'une ligne perpendiculaire à cet axe.

Les réflecteurs les plus employés sont un miroir concave et un miroir plan. Il n'est pas nécessaire qu'ils aient les grandes dimensions qu'on leur donnait autrefois, seulement il est bon que le foyer du miroir concave coïncide à peu près avec le plan supérieur de la platine. Pour s'assurer que cette coïncidence a lieu, il suffit de déposer sur la platine une lame de verre dépoli et de tourner le miroir concave de manière à ce que l'image d'objets extérieurs éloignés vienne se peindre sur le verre dépoli. Si l'image ainsi obtenue est nette, la coïncidence a lieu ; cette coïncidence n'est pas du reste une condition indispensable, et ordinairement le foyer du miroir concave est à plusieurs millimètres au-dessus de la platine. C'est du reste le miroir concave qui est de beaucoup le plus utile ; aussi un grand nombre de microscopes n'ont-ils que celui-là.

On a imaginé dans ces derniers temps de placer à volonté le centre du miroir hors de l'axe de l'instrument. L'avantage de cette disposition, qui a pris le nom d'éclairage oblique, est facile à concevoir ; en effet, l'obliquité de la lumière fait naître des ombres sans lesquelles des objets très ténus resteraient inaperçus. L'expérience est surtout remarquable lorsqu'on se sert d'un test-objet (1) bien choisi. C'est seulement ainsi qu'on peut observer les stries de l'hippocampe (*pleurosigma angulata*).

L'éclairage oblique n'est certainement pas indispensable pour nos études, cependant j'engage ceux qui sont désireux de faire quelques recherches microscopiques à choisir un instrument appartenant à ce système, qui me paraît appelé à rendre de grands services. Du reste, au moyen d'un prisme, on peut rendre oblique à volonté l'éclairage des anciens microscopes. Le prisme a en outre l'avantage de concentrer la lumière, ce qui

(1) *Test-objet*, objet dont la texture délicate et connue d'avance permet d'apprécier la valeur d'un microscope par le nombre de détails que celui-ci laisse apercevoir.

permet même d'obtenir des effets que le miroir seul ne peut donner ; aussi est-il bon, quelle que soit la disposition de l'instrument dont on se sert, d'avoir un de ces prismes. Nous avons dessiné (fig. 1) dans l'atlas qui se trouve à la fin de ce volume, celui qui nous sert habituellement ; l'inspection de cette figure dispense de toute explication. C'est surtout pour l'éclairage oblique qu'il est bon d'avoir une platine tournante. L'observateur peut en effet alors faire tomber la lumière successivement sur tous les côtés de l'objet, ce qui lui permet de distinguer les ombres des parties opaques, ces dernières restant seules fixes par rapport à l'objet.

Il est à remarquer que toutes les fois que l'on emploie l'éclairage oblique, les contours des objets perdent un peu de leur netteté.

§ 5.

MOUVEMENT DU MICROSCOPE.

Le mouvement du microscope est l'ensemble des pièces qui permettent de rapprocher ou d'éloigner l'un de l'autre la platine et le tube qui porte les lentilles. Cette partie de l'appareil est sans contredit une des plus importantes. La pièce principale en est ordinairement une crémaillère ou une vis.

La crémaillère, très-employée autrefois, est tout à fait défectueuse à cause du jeu qui est nécessaire entre le pignon et la crémaillère elle-même, jeu qui occasionne un temps perdu toujours considérable relativement au peu d'étendue des mouvements qu'il faut communiquer à l'instrument. Elle est aujourd'hui abandonnée avec raison.

La vis elle-même, quelle que soit sa perfection, a toujours un certain jeu dans son écrou ; mais cet obstacle disparaît complétement par l'emploi d'un ressort à boudin qui fait presser sans cesse l'un contre l'autre la vis et l'écrou. Cette disposition est d'une supériorité incontestable.

Il est nécessaire que le pas de la vis soit assez fin, cela donne une bien plus grande précision à la main chargée de mettre au point. Pour la même raison, la tête de l'écrou doit être large et les frottements très-doux. Il faut enfin que l'axe de la partie du microscope qui est mobile ne varie pas par rapport à celui de la partie fixe, sans quoi les objets examinés paraîtraient à chaque instant changer de place dans le champ du microscope.

Voici quelle est la disposition la plus favorable de cette vis. Sur un des côtés de la platine se trouve fixé verticalement un tube en bronze (fig. 2). Ce tube entre à frottement dans un autre tube fermé à sa partie supérieure. Dans l'intérieur de ces deux tubes se trouve un ressort à boudin qui sert à faire sortir les deux tubes l'un de dedans l'autre. La vis se trouve fixée au fond du tube mobile, elle passe au milieu du ressort et vient sortir au-dessous de la platine. Un écrou se trouve vissé sur la partie qui dépasse, de telle sorte qu'en vissant plus ou moins cet écrou, on tend plus ou moins le ressort et par conséquent les deux tubes entrent plus ou moins l'un dans l'autre. Pour éviter que le tube mobile ne puisse tourner sur lui-même, on creuse sur sa paroi une ouverture rectangulaire dans laquelle se trouve une pièce en cuivre qui est fixée à l'aide de vis au tube intérieur. Cette pièce rectangulaire a même largeur que l'ouverture du tube extérieur, mais sa hauteur est bien moindre, de sorte que le tube extérieur peut seulement s'enfoncer plus ou moins sur le tube intérieur, sans jamais tourner sur lui-même. La disposition oblique des bords de cette coulisse s'oppose même à ce que la rotation puisse avoir lieu par suite de l'usure de l'instrument. Au tube extérieur se trouve fixé le corps du microscope qu partage par conséquent tous les mouvements qu'on lui imprime à l'aide de l'écrou. Il est facile de voir que grâce à cette disposition le moindre mouvement imprimé à l'écrou détermine l'élévation ou l'abaissement du microscope; de plus, les mouvements de peu d'étendue se font avec une grande certitude; si par exemple on tourne l'écrou d'un centième de tour et que le pas de vis soit un demi-millimètre, on imprime au microscope un mouvement de un deux-centième de millimètre ; or, pour peu que l'écrou soit large, il est facile avec quelque peu d'habitude de tourner l'écrou d'une quantité bien moindre.

Comme le pas de la vis doit être nécessairement fin, il s'en suit qu'il faudrait un temps considérable pour arriver à mettre successivement au point avec différents objectifs ; pour obvier à cet inconvénient, le tube du microscope glisse à frottement dans la partie du pied destinée à le maintenir. On met donc ainsi approximativement au point ; les mouvements s'exécutent ensuite avec la vis. Celle-ci arrive assez souvent à la fin de sa course ; dans ce cas, il suffit de retirer le tube et de faire exécuter à l'écrou un certain nombre de tours dans un sens convenable.

§ 6.

DIAPHRAGMES.

La platine est percée à son centre pour laisser passer les rayons lumineux. Les diaphragmes sont destinés à rétrécir plus ou moins cette ouverture. Ordinairement, tous les diaphragmes se trouvent sur un disque fixé par son centre de manière qu'on puisse successivement placer les ouvertures sur le trajet des rayons lumineux (fig. 3); mais il est facile de voir que par cette disposition il est impossible de rétrécir *graduellement* l'ouverture qui donne passage aux rayons lumineux.

On arrive à diminuer progressivement la lumière au moyen d'un mécanisme qui permet d'abaisser et d'élever à volonté un diaphragme constant (fig. 3). Cette disposition est excellente et doit être préférée à toute autre.

Je me suis servi avec succès d'un diaphragme à ouverture variable dont la figure 4 fera facilement comprendre le mécanisme. Il se compose de deux plaques de tôle échancrées de manière à former par leur entrecroisement une ouverture carrée qui laisse passer la lumière.

Une vis portant à son extrémité une tête qui est placée en dehors du pied de l'instrument sert à augmenter ou à diminuer à volonté l'ouverture du diaphragme. Pour cela, il suffit que chaque plaque soit fixée à un écrou et que la vis soit de gauche à droite pour l'un des écrous et de droite à gauche pour l'autre. On voit que le centre du carré reste toujours dans l'axe de l'instrument. Quant à la forme carrée, elle est sans influence. Cette disposition, qui est très-simple, donne de bien meilleurs résultats que la première que nous avons décrite, et mériterait d'être adoptée pour les microscopes qui, en raison de leur bas prix, ne peuvent être pourvus d'un diaphragme mobile de haut en bas.

Dans tous les cas, lorsque le diaphragme n'est pas mobile verticalement, *il doit être placé à une certaine distance de l'objet, sans quoi il ne ferait que rétrécir la surface éclairée, sans modifier l'éclairage.*

On peut aussi placer des diaphragmes au devant du miroir. Je n'ai jamais obtenu ainsi de résultat vraiment utile. J'ai également employé deux prismes de Nicol placés au-dessus du miroir, et dont l'un pouvait tourner sur son axe, sans plus de succès.

Les microscopes, outre les pièces que nous venons de décrire et qui sont d'un usage constant, renferment le plus souvent d'autres pièces dont il est bon de connaître l'emploi. Ces pièces sont :

1º Le concentrateur ou appareil de Dujardin. 2º La loupe pour les objets opaques. 3º L'appareil pour la polarisation. 4º La chambre claire. 5º Le goniomètre. 6º Le compresseur.

Ces pièces ne sont pas indispensables comme celles que nous avons décrites jusqu'à présent. Nous avons cru néamoins devoir en dire quelques mots à cause des services qu'elles peuvent rendre dans certaines circonstances.

§ 7.

APPAREIL DE DUJARDIN.

Le cencentrateur ou appareil de Dujardin (fig. 5) consiste en une lentille plan convexe dont la monture peut entrer à frottement dans le tube qui soutient les diaphragmes. Au-dessus de cette première lentille et un peu avant son foyer principal s'en trouve une seconde beaucoup plus petite et d'un très-court foyer appelée *focus*. Cet appareil se place entre le miroir et l'objet à examiner ; il est nécessaire qu'il puisse plus ou moins s'éloigner de ce dernier au moyen d'un mécanisme quelconque. Pour s'en servir, après l'avoir mis en place, on commence par éclairer l'objet avec le miroir plan, puis on le met au point. Puis, on tourne le miroir plan de manière à ce qu'il réfléchisse les objets placés très-loin à l'horizon. Ces objets viennent former au-dessus du focus une très-petite image que l'on met au point également en haussant ou en baissant convenablement le concentrateur. On est certain dès lors que l'objet à examiner se trouve au foyer principal de l'appareil, c'est-à-dire qu'il est aussi éclairé que possible ; on voit alors simultanément et l'objet à examiner et l'image des objets extérieurs, puis, pour que cette

dernière ne gêne pas, on tourne le miroir vers le
le ciel.

On obtient ainsi un éclairage très-vif, mais le
principal avantage de cet appareil, dont l'invention
est due à M. Dujardin, provient de ce que l'objet
qu'on regarde, se confondant avec l'image du ciel,
qui est la source lumineuse, il n'y a plus de
diffraction possible.

On sait en effet que lorsqu'un rayon lumineux
se trouve arrêté en partie par le bord d'un écran,
il se produit des franges lumineuses et obscures
qui proviennent de ce que la partie de l'onde lumineuse qui a été arrêtée ne peut plus envoyer de
rayons qui puissent détruire par interférence les
rayons provenant de la partie de l'onde qui n'a
point rencontré l'écran. Or, les petits objets que
l'on examine, étant plus ou moins opaques, jouent
le rôle d'écran, et paraissent, lorsque l'éclairage
est défectueux, entourés de franges noires et
blanches ou colorées, qui ressemblent tout à fait
aux traits destinés à figurer la mer sur les cartes
géographiques gravées.

Pour que cet effet se produise, il faut nécessairement que l'objet puisse jouer le rôle d'écran et
n'arrête qu'une portion d'onde ; mais si l'objet et la
source lumineuse coïncident, il est clair que les
ondes seront arrêtées ou traverseront en totalité ;
donc la diffraction ne sera plus possible.

Quelques constructeurs adaptent au-dessous de l'appareil Dujardin des diaphragmes à ouverture annulaire, ou excentrique ; on obtient ainsi un éclairage oblique de tous les côtés ou dans plusieurs directions. Cette disposition est excellente. C'est seulement en opérant ainsi que l'on peut voir la forme hexagonale des aréoles du pleurosigma angulata.

§ 8.

LOUPE POUR LES OBJETS OPAQUES.

Cette loupe est une simple lentille plan convexe portée sur un pied articulé, de telle sorte qu'elle peut prendre toutes les positions possibles autour de l'objet. Pour s'en servir, on tourne le miroir de manière à ce qu'il ne donne aucune lumière et on s'arrange de telle sorte que l'image du ciel ou mieux d'une lampe, produite par cette loupe, vienne tomber sur l'objet qui se trouve dès-lors vivement éclairé.

Ce mode d'éclairage ne convient que pour les grossissements faibles, il ne donne pas assez de lumière pour les objectifs puissants, ceux-ci d'ailleurs doivent être trop rapprochés de l'objet pour ne pas intercepter la lumière directe.

§ 9.

APPAREIL POUR LA POLARISATION.

Cet appareil consiste en deux prismes de Nicol, dont l'un sert de polariseur et se place entre l'objet et le miroir ; l'autre, qui sert d'analyseur, se place au-dessus de l'objectif. On tourne l'un des prismes jusqu'à ce que la lumière réfléchie par le miroir soit complétement éteinte, les sections principales des deux prismes sont alors à angle droit et le champ du microscope paraît obscur. Mais si on vient à placer sur le porte-objet un cristal ne dérivant pas du système cubique, et en lame mince, ce cristal paraît vivement coloré et présente des phénomènes fort curieux suivant sa position. Ces phénomènes sont en petit les mêmes que ceux qui sont décrits dans tous les livres de physique ; leur explication est d'ailleurs fort simple ; nous ne nous y arrêtons pas, parce que les résultats obtenus jusqu'à présent avec la lumière polarisée sont moins utiles que curieux ; mais sous ce dernier rapport, ils présentent vraiment un magnifique spectacle (sulfate de cuivre, chlorate de potasse, acide tartrique, etc.), surtout si on emploie un faible grossissement.

C'est avec la lumière polarisée qu'on a pu cons

tater que la substance qui compose les grains de fécule était inégalement comprimée et plus ou moins analogue à du verre trempé.

§ 10.

CHAMBRE CLAIRE.

La chambre claire se compose ordinairement d'un miroir métallique ou d'un prisme plus petit que la pupille. Si on fait réfléchir par ce miroir les rayons qui proviennent de l'oculaire, on aperçoit simultanément et l'objet grossi par le microscope, et les objets situés derrière le miroir dans la direction de l'œil. On peut donc placer dans cette direction une feuille de papier sur laquelle on dessinera avec une grande fidélité l'image qu'on croit y apercevoir. Pour cela, le petit miroir doit être placé toùt contre l'œil, et la feuille de papier à la distance de la vue distincte. Cette dernière doit être éclairée de manière à ne pas avoir plus d'éclat que le champ du microscope vu dans le miroir.

La chambre claire est très-utile pour déterminer, ainsi que nous l'expliquerons plus loin, le pouvoir amplifiant du microscope, mais elle peut être remplacée de la manière suivante.

On regarde avec l'un des yeux dans l'oculaire comme à l'ordinaire, et on fixe devant l'autre œil, à la distance de la vue distincte, une feuille de papier. A l'aide d'un léger effort, on parvient à superposer les deux images reçues dans chaque œil, et dessiner avec toute la préciston désirable. On a même, en employant cette méthode, une lumière beaucoup plus vive, mais elle exige une une grande habitude. Nous avons donné (fig. 6), le dessin de la chambre claire dont nous faisons habituellement usage. Elle est d'un emploi très-commode, parce qu'elle peut servir avec un microscope vèrtical. Le petit miroir, ou le prisme, dont nous avons parlé en commençant, ne peut être employé qu'avec les instruments dont le tube est horizontal. Quelle que soit la chambre claire dont on se serve, il est indispensable que la pointe du crayon soit toujours à la distance de la vue distincte; il faut en outre, ainsi que nous l'avons déjà dit, s'étudier à ce que les deux images qui viennent frapper l'œil soient éclairées de manière à pouvoir être vues toutes les deux à la fois.

§ 11.

GONIOMÈTRE.

Il n'y a malheureusement pas de méthode certaine pour déterminer avec précision la valeur des angles des cristaux microscopiques, et cela est d'autant plus à regretter que ces cristaux sont ordinairement très-nets et bien définis. Cela provient de ce qu'on n'est jamais sûr que le plan de l'angle dont on prend la mesure avec l'instrument dont nous allons parler soit bien perpendiculaire à l'axe du microscope. Cependant, lorsqu'on examine des cristaux tabulaires comme le nitrate d'urée, l'acide urique, etc., ces cristaux se posant à plat sur le porte-objet, la mesure de leurs angles devient assez exacte. On s'assure d'ailleurs que le plan de l'angle est bien parallèle à la platine, en observant que les deux arêtes dans ce cas sont également au point dans toute leur longueur.

Le goniomètre se compose d'un cercle de 9 centimètres de diamètre, dont la circonférence est divisée en 360 degrés. Ce cercle porte au centre une ouverture qui permet de le fixer à la partie supérieure du tube du microscope. Après avoir placé au centre de l'instrument le cristal qu'on veut examiner, on substitue à l'oculaire dont on se servait l'oculaire micrométre que nous décrirons plus loin, et qui doit en outre être armé d'une aiguille dont l'extrémité correspond à la division du cercle. On tourne l'oculaire jusqu'à ce qu'un des traits que l'on aperçoit en regardant dans l'oculaire micromètre soit parallèle à l'un des côtés de l'angle. Cela fait, on tourne le cercle de manière à ce que l'aiguille marque 0 ; il suffit alors de tourner l'oculaire jusqu'à ce que l'une des divisions du micromètre soit devenue parallèle à l'autre arête de l'angle. Le nombre de degrés indiqué par l'aiguille est égal à la valeur de l'angle ou à son supplément, plus 180, suivant le sens dans lequel on a tourné l'oculaire.

On peut à l'oculaire micromètre substituer un oculaire armé d'un prisme bi-réfringent. On tourne alors l'oculaire jusqu'à ce que telle ou telle arête forme une même ligne droite dans les deux images. Dans tous les cas, il est essentiel de multiplier les mesures et de prendre des moyennes.

§ 12.

COMPRESSEUR.

Comme toutes les préparations microscopiques doivent, autant que possible, être peu épaisses, il est important de pouvoir comprimer plus ou moins les objets mous que l'on examine, de manière à pouvoir en obtenir des images nettes. On peut déjà à cet effet se servir des deux valets que nous avons décrits pour appuyer graduellement sur le couvre-objet; mais cette compression est nécessairement irrégulière. Purkinge a imaginé le compresseur suivant qui porte son nom. On perce aux deux tiers d'une plaque de cuivre de 1 décimètre de long une ouverture de 1 centimètre sur laquelle on colle une glace. Un levier du premier genre, dont le point d'appui est une charnière fixée au milieu de la plus grande des deux parties de la plaque, porte à l'une de ses extrémités une vis qui sert à produire la pression en mouvant le levier. A l'extrémité se trouve collée une autre glace à laquelle deux charnières à angle droit permettent de prendre toutes les positions. On dépose l'objet à examiner entre les deux glaces, puis, en tournant convenablement la vis que nous avons décrite, on les force à se rapprocher plus ou moins. La glace mobile prend la position que lui donne l'objet, et la mobilité du levier autour d'un pivot permet de pouvoir nettoyer les glaces. L'instrument en outre est porté sur des pieds qui permettent de le retourner, de telle sorte que l'on peut examiner successivement la face supérieure et inférieure du même objet. Cet instrument rend de très-grands services, surtout aux naturalistes, mais il a un défaut. Pour peu, en effet, que le corps que l'on veut comprimer ait de volume et puisse glisser, la glace mobile s'incline par rapport à l'autre et l'objet se trouve chassé de l'espace circonscrit par les glaces, au lieu d'être comprimé.

Pour remédier à cet inconvénient, M. Nachet a fabriqué un compresseur dans lequel la glace mobile, tout en pouvant s'éloigner ou se rapprocher de la glace fixe, lui reste invariablement parallèle ; aussi avec cet instrument la compression des corps susceptibles de glisser sur le verre est-elle beaucoup plus facile.

§ 13.

PORTE-OBJETS ET ACCESSOIRES DIVERS.

Les observations au microscope sont en général de longue durée, il est rare que l'on fasse du premier coup une préparation qui permette de bien voir la texture du corps que l'on examine, aussi est-il indispensable d'éloigner toute cause de gêne ou de fatigue.

La table sur laquelle l'instrument est posé doit être très-solide et bien fixée ; elle doit être d'une hauteur telle que, l'observateur étant assis, son œil puisse atteindre l'oculaire sans effort. Cette condition est indispensable quand les recherches doivent avoir quelque durée.

Sur cette table se trouvent, à portée de la main, un verre d'eau, un linge fin, des scalpels, des pinces à disséquer, des aiguilles emmanchées, de petites pipettes, et enfin des porte-objets et des réactifs.

On appelle porte-objet la plaque de verre sur laquelle se dépose l'objet qu'on veut examiner. Les porte-objets doivent être en glace peu épaisse, ils doivent tous avoir la même épaisseur. Il faut leur donner environ 70 millimètres de long sur 15 à 20 de large.

On doit se munir, en outre, de petites glaces carrées de 15 à 20 millimètres de côté et plus ou moins minces. Ces glaces ou couvre-objet sont destinées à recouvrir les petits corps à examiner. Il est bon d'en avoir d'assez épaisses pour pouvoir les essuyer sans trop craindre de les briser, les plus minces seront réservées pour les objectifs les plus puissants.

Le couvre-objet ne dévie pas sensiblement les rayons lumineux quand l'objectif est d'un long foyer, mais au fur à mesure que le grossissement devient plus fort, l'angle sous-tendu par l'objectif par rapport à l'objet devenant de plus en plus considérable, la déviation augmente et nuit beaucoup à la netteté de l'image.

Soit en effet (fig. 7), A B C D la glace, O l'objet, le rayon perpendiculaire O E n'est pas dévié, le rayon oblique O F suit la route indiquée sur la figure et paraît provenir du point O', enfin le rayon extrême O G paraît provenir d'un objet O" plus élevé encore que le précédent. Si maintenant on met au point de manière à voir distinctement l'image formée par le rayon O F, qui paraît provenir du point O', le rayon O G formera une image beaucoup plus haut, puisqu'il semble provenir du point O'', et par conséquent sera un obstacle à la netteté de la première.

On peut s'assurer directement de cet effet en opérant de la manière suivante :

On met scrupuleusement au point un objet non recouvert d'une glace, puis, sans rien changer, on glisse une lame de verre mince sur l'objet, et l'image a perdu toute sa netteté, si toutefois on se sert d'un grossissement suffisant (200 diamètres ou plus). Pour remettre au point de nouveau, il faut hausser un peu le corps du microscope, ce qui prouve bien que l'objet lui-même semble s'être élevé. En recouvrant ainsi un objet avec une lame, puis deux lames minces, on reconnaît que dans ce dernier cas il faut hausser davantage le microscope, et que de plus, pour une même lame, la quantité dont on doit le mouvoir varie un peu avec les différents objectifs.

On a réussi dans ces derniers temps à parer à cet inconvénient, qui s'opposait complétement à l'emploi d'objectif à court foyer.

On sait que si des rayons partis d'un point A (fig. 8), situé au-delà du foyer principal, vont frapper une lentille, ces rayons iront couper l'axe en différents points, suivant qu'ils seront plus ou moins rapprochés de ses bords. Si, par exemple, le rayon A B coupe l'axe en D, le rayon A C le coupera en D', c'est-à-dire plus près de la lentille. Pour que la lentille fût parfaite, il faudrait évidemment que tous les rayons vinssent se réunir en un seul point. La distance DD' est ce qu'on appelle l'aberration de sphéricité.

Supposons maintenant que le rayon A B D suivant toujours la même route, nous rapprochions l'objet A de la lentille, l'image D' s'en éloignera et finira par arriver en D. Or, il est facile de voir que cet effet sera produit par une lame de verre placée entre l'objet et la lentille. Le rayon A B (fig. 8), correspondant au rayon O F (fig. 7), semblera provenir du point O' ; le rayon A C, correspondant au rayon O G, paraîtra venir de O''. Si donc la lame est d'une épaisseur convenable, on conçoit que les deux effets puissent se détruire. On voit dès lors que pour chaque objectif, c'est une lame d'une épaisseur donnée qui fournira la meilleure image ; il est donc nécessaire, pour les grossissements au-dessus de 250 à 300 diamètres, d'essayer ses objectifs au moyen d'un test-objet fin que l'on recouvre successivement de lames de différentes épaisseurs, et de noter celle qui donne le meilleur résultat pour l'employer exclusivement à l'avenir.

On peut enfin, pour obtenir le même résultat, non pas faire varier l'épaisseur de la lame, mais bien augmenter ou diminuer l'aberration de sphéricité de l'objectif. Si, en effet, à la lentille unique de la figure 8, on substitue un assemblage de lentilles semblable à un objectif, l'aberration de sphéricité augmente ou diminue suivant que les lentilles sont plus ou moins rapprochées ou éloignées.

Pour pouvoir produire à volonté cet effet, on adapte à l'objectif un mécanisme qui permet d'éloigner ou de rapprocher à volonté des deux autres, la lentille inférieure. Les objectifs ainsi disposés sont dits objectifs à compensation, ils sont préférables aux autres, parce que la compensation peut se faire d'une manière graduée, tandis qu'en employant des lames de différentes épaisseurs, on opère plus ou moins par saccades et par conséquent d'une manière incomplète ; de plus, on peut les adapter aux préparations faites d'avance et recouvertes d'une glace fixée à demeure. La compensation est absolument nécessaire pour les objectifs très-puissants, malheureusement elle augmente leur prix d'une manière notable, à cause de la précision qu'il faut donner au mécanisme pour ne pas décentrer l'assemblage de lentilles.

§ 14.

RÉACTIFS.

Le réactifs doivent être contenus dans de petites bouteilles de 20 cent. cubes environ. Leur bouchon reçoit une baguette en verre destinée à puiser goutte à goutte les liquides. Les réactifs nécessaires sont :

1° acide acétique à 3 degrés (vinaigre), 2° acide acétique concentré, 3° acide sulfurique, 4° ammoniaque, 5° potasse faible (potasse 1,75, eau 100), 6° potasse forte (potasse 14, eau 100), 7° eau iodée (eau 100, iode 1, iodure de potassium q. s. jusqu'à solution de l'iode), 8° essence de térébenthine, 9° benzine, 10° glycérine, 11° nitrate de mercure, 12° papier de tournesol, 13° une solution de carmin, 14° baume de Canada ou térébenthine de Venise en consistance très-sirupeuse, 15° solution épaisse de gomme camphrée.

Tous ces réactifs doivent être renfermés dans une boîte spéciale. Nous indiquerons plus loin l'usage de chaque réactif en particulier.

—

CHAPITRE II.

Emploi du microscope.

—

§ 1.

CHOIX DE L'INSTRUMENT.

Les remarques que nous avons faites sur la construction et l'usage des différentes parties qui composent un microscope pourront guider dans le choix d'un instrument. Une fois donc qu'on se sera assuré que toutes les pièces qui le composent remplissent plus ou moins bien les conditions que, nous avons reconnues comme étant les plus favorables, on devra procéder à quelques épreuves directes pour être fixé tout à fait sur la valeur de l'instrument qu'on examine.

Après s'être assuré que le champ du microscope n'est pas bordé d'une frange bleue trop large et qu'un objet situé vers le centre étant mis scrupuleusement au point, les objets placés près du bord y sont sensiblement de même, on procède à l'examen d'objets d'une texture très-délicate, connue d'avance, et qui sont, à cause de cet usage, appelés test-objets.

Les meilleures test-objets sont les écailles qui recouvrent les ailes des papillons, et surtout les navicules. On peut choisir un grand nombre de ces dernières pour cet usage. Les fig. 10 et 11 représentent les stries du pleurosigma attenuata et du pleurosigma angulata, qui sont les plus employés et dont voici les dimensions :

Pleurosigma attenuata.

Longueur de la navicule	0,24
Largeur —	0,025
Distance entre deux stries longitudinales.	0,0009
— transversales .	0,00075

Pleurosigma angulata.

Longueur.	0,20
Largeur	0,04

Distance de deux stries consécutives . . . 0,0005

Cette navicule présente trois rangées de stries qui se croisent sous l'angle de 60°. L'une de ces rangées est perpendiculaire à l'axe de la navicule, les deux autres font par conséquent avec cet axe un angle de 30°. Il résulte de cette disposition que la surface de cette navicule est couverte d'aréoles hexagonales. Les stries perpendiculaires à l'axe sont de beaucoup les plus difficiles à voir, on ne peut les apercevoir qu'avec les meilleurs instruments et dans la lumière oblique. Un microscope qui permet de bien voir les stries du pleurosigma attenuata suffit pour les études de microscopie médicale.

Je ne saurais trop recommander à ceux qui veulent faire l'acquisition d'un microscope de préférer surtout l'instrument qui donne une image nette et pure à celui qui grossit beaucoup les objets. Les personnes étrangères à l'art d'observer un microscope ne jugent en général de ce dernier que par l'amplification qu'il est susceptible de produire, or, je le répète, cette question est tout à fait secondaire; l'important est que l'image soit nette. Théoriquement, l'amplification n'a point de limites, on a construit des microscopes qui grossissent 15,000 diamètres, ils ne sont bons à rien, si ce n'est à satisfaire des amateurs ignorants. Pratiquement, on arrive à peine à 1,000, à 1,200 diamètres, *et encore est-il vrai de dire que tous les travaux importants ont été faits avec des instruments qui amplifiaient de* 50 *à* 700 *diamètres au plus.* Une amplification de 500 diamètres suffit amplement pour l'étude de tous les objets décrits dans cet ouvrage.

Ainsi, pour résumer les qualités qui doivent faire préférer un instrument, il faut :

1º Que les images soient très-pures et puissent permettre d'apercevoir les moindres détails;

2º Que le pied de l'instrument soit très lourd,

aussi bas que possible, et que la platine soit fixe, large et solide.

3° Que le mouvement s'exécute à l'aide d'une vis qui fait mouvoir le tube du microscope et non la platine, qui dans ce cas manque de solidité;

4° Que les diaphragmes soient mobiles verticalement à l'aide d'un levier.

Du reste, chaque observateur doit se munir d'un instrument en rapport avec le genre d'observations qu'il veut faire. Si l'instrument le plus parfait et le plus coûteux est nécessaire à celui qui s'occupe de certaines branches d'histoire naturelle, ou qui travaille à découvrir des faits nouveaux, un instrument de moindre qualité est suffisant pour l'observateur qui veut seulement contrôler ou appliquer les découvertes de ses devanciers.

Un grossissement de trois cents diamètres est suffisant en général pour toutes les observations qui ont trait à la médecine; or, on peut se procurer aujourd'hui un instrument qui ait ce pouvoir amplifiant pour 110 à 150 fr., et même en ne prenant qu'un objectif et un oculaire, le prix peut être encore réduit. Les meilleurs instruments peuvent valoir de 500 à 700 fr. Quant à ceux dont le prix est souvent beaucoup plus élevé, cela tient aux accessoires nombreux dont ils sont pourvus, et au luxe avec lequel ils sont montés.

Pour mon compte, je me sers habituellement

d'un microscope de M. Nachet (fig. 12) dit microscope grand modèle ordinaire. Cet instrument ne peut pas s'incliner, il est vrai, mais ce désavantage est faible à mes yeux, car je trouve plus commode de regarder de haut en bas que dans toute autre direction. En revanche, le pied est très-lourd, la platine très-solide, et l'on peut changer les diaphragmes ou y substituer les prismes ou concentrateurs sans changer de place l'objet que l'on examine et que sans cette disposition on ne retrouve quelquefois pas. Les grossissements varient de 25 à 1,000 diamètres réels et tous sont excellents. L'objectif n° 7, en particulier, qui donne les plus forts grossissements, est remarquable par sa clarté et par sa force de pénétration, qui permet de découvrir les moindres détails. Le prix de tout l'instrument est de 490 fr.

Du reste, il est facile, en s'adressant aux constructeurs spéciaux, dont les instruments sont toujours plus parfaits, de se procurer un microscope muni seulement des pièces nécessaires au genre d'étude auquel on veut se livrer, sauf plus tard à le compléter au fur à mesure que l'on acquiert de l'habileté et que l'on veut étendre le cercle de ses recherches.

§ 2.

PRÉPARATION ET CONSERVATION DES OBJETS MICROSCOPIQUES.

I. — *Préparations humides.*

Lorsqu'on veut examiner un liquide, la préparation est excessivement simple, il suffit d'en laisser tomber une petite goutte sur un porte-objet et de déposer à sa surface un couvre-objet, de manière toutefois à ne pas emprisonner de bulles d'air, il suffit ensuite d'appuyer sur le couvre-objet avec le manche d'un scalpel, de manière à étendre le liquide en lame très-mince, et la préparation est terminée.

Souvent le liquide que l'on étudie contient un trop grand nombre de corps pour qu'on puisse les examiner; il faut en effet bien se rappeler que, *pour pouvoir bien observer un objet, il faut qu'il soit isolé de tout autre.* Tel est le cas des corpuscules sanguins de l'homme, par exemple. Il faut alors ajouter une quantité suffisante d'eau pour rendre l'observation possible. Cependant il faut tenir compte de l'action que ce liquide exerce quelquefois sur les objets microscopiques. C'est ainsi que, dans le cas des globules sanguins, ceux-ci subissent au contact de l'eau une altération que nous étudierons plus tard avec soin. Il faut alors faire choix d'un liquide approprié à la circonstance; pour les globules sanguins, le meilleur est le sérum d'une saignée.

Bien plus souvent, au contraire, les corps à examiner sont en très-petite quantité, et on risquerait fort de ne pas les trouver si on n'employait quelques précautions pour les recueillir.

Supposons, comme exemple, qu'il s'agisse de trouver quelques zoospermes dans une grande quantité d'urine.

On commencera d'abord par recevoir le liquide dans un vase conique, et le meilleur est un entonnoir en verre fermé à la lampe ou avec un bouchon. Après quelques heures de repos, on introduira jusqu'au fond du vase une petite pipette, faite en effilant à la lampe un tube de 3 à 4 millimètres de diamètre intérieur; mais avant de le plonger dans le liquide, on aura eu soin d'appliquer sur l'autre extrémité un morceau de cire molle. Une fois le bec de la pipette arrivé au fond du vase, on soulève un peu la cire, et le liquide qui se trouvait à la partie la plus déclive du vase pénètre lentement dans la pipette en entraînant tous les corps que leur pesanteur y avait rassemblés. On referme alors la pipette avec la cire; on la retire et on l'essuie avec un linge fin. On la dépose ensuite sur un support quelconque, de manière à ce que le bec soit en bas, et après quelque temps on peut être certain que la presque totalité des zoospermes cherchés se trouve à l'extrémité effilée de la pipette. C'est donc la première goutte qui en en sortira qu'il faut déposer sur le porte-objet. Le plus souvent, du reste, il suffit d'aller puiser au fond d'un vase quelconque avec une pipette que l'on ferme avec le doigt pour recueillir tous les sédiments des urines.

Lorsque le corps à examiner est solide, il arrive souvent qu'on peut le voir en entier, tels sont les filaments de laine, de coton, les poils, champignons microscopiques, sédiments, etc. Dans ce cas, il suffit de les déposer sur le porte-objet, de les humecter avec de l'eau ou tout autre liquide approprié, et de leur superposer un couvre-objet. Dans aucun cas, on ne doit examiner des corps secs par transparence, *il faut toujours les humecter préalablement.*

Les corps semi-solides peuvent être écrasés entre les deux verres sans crainte que la forme microscopique en soit beaucoup altérée. Quant aux corps solides, on en enlève de petits copeaux à l'aide d'un ciseau de graveur bien aiguisé. On déroule ces copeaux sur le porte-objet, on les humecte avec de l'eau et on applique le couvre-objet. C'est ainsi qu'on observe les os, dents, cartilages, etc.

Je ne saurais trop engager les commençants à faire des préparations excessivement transparentes; ils pèchent ordinairement tous par le défaut contraire, ce qui est une grande cause d'insuccès.

Tels sont les règles générales pour la préparation des objets microscopiques. On conçoit facilement que, dans une multitude de cas, il faudra que l'observateur les modifie ou en trouve de nouvelles, la pratique les lui indiquera bientôt. Comme exemple de préparation tout à fait spéciale, je vais décrire la circulation dans la langue de la grenouille.

On se procure une lame de liège de 1 centimètre d'épaisseur sur 12 à 15 de long et 6 à 8 de large, A 3 ou 4 centimètres de l'un des petits côtés, on perce un trou de 5 à 6 millimètres. Au devant de ce trou, on creuse une cavité convenable pour recevoir la machoire inférieure de la grenouille que l'on fixe à la plaque au moyen d'épingles implantées dans les membres et les parties latérales de la machoire inférieure, de manière que le nez de l'animal se trouve sur le bord du trou. Il est utile de fixer le corps avec un ruban de fil ou une bande de liège. Cela fait, on tire doucement la langue de la bouche au moyen de la tête d'une épingle. Il est bon de rappeler que la langue est insérée à la partie antérieure de la machoire inférieure et que son extrémité libre est tournée vers le pharynx. On fixe au moyen d'une épingle cette extrémité libre de l'autre côté du trou, puis on continue à l'étendre et à la fixer au moyen de 5 à 6 autrès épingles.

Il suffit de porter alors la plaque sur la platine, et de la maintenir d'une manière quelconque pour pouvoir observer cette magnifique préparation microscopique.

Il faut n'employer que de faibles grossissements (50 à 100 diamètres) pour obtenir un bon résultat. Si l'expérience dure quelque temps, il faut arroser la langue de l'animal et l'animal lui-même. Il est à remarquer que certaines grenouilles seulement se prêtent à cette expérience. Les autres se livrent à des efforts tels pour se dégager qu'il vaut beaucoup mieux les rejeter. Enfin il faut éviter que les épingles ne tiennent la bouche de l'animal ouverte, ce qui déterminerait l'asphyxie.

On peut observer ainsi, en déposant sur la langue quelque corps irritant, les phénomènes qui se passent dans les capillaires pendant l'inflammation.

II. — *Préparations sèches.*

Ces préparations sont destinées à être conservées. Il suffit pour obtenir ce résultat de substituer à l'eau une solution épaisse de gomme (que l'on peut conserver indéfiniment à l'aide d'un peu de

camphre qui prévient la formation de moisissures), ou de térébenthine de Venise, ou de
beaume du Canada amené à une consistance convenable par la cuisson. Pour faire la solution de
gomme, on choisit parmi un grand nombre de
morceaux ceux qui ne sont pas fendillés. Cette solution s'emploie pour les objets très-transparents,
tels qu'epithelium, cils vibratils, etc. On réserve la
térébenthine pour les objets plus opaques.

Tout le problème consiste actuellement à bien
imbiber le corps qu'on veut préparer avec ces liquides visqueux, ce à quoi on ne parvient guère
qu'en les pénétrant d'abord d'eau pour la gomme,
et d'essence de térébenthine pour cette dernière.
Ces deux liquides se dissolvent ensuite dans la
masse. Il est bon aussi de chauffer la préparation,
surtout pour la térébenthine. Cela fait, on applique
le couvre-objet, on le presse lentement pour faire
sortir l'excès de liquide, et on le maintient au
moyen d'une bande de papier noir collée tout autour. Il est bon de choisir des porte-objets suffisamment étendus (80^m sur 26^m) et tous égaux, de
manière à pouvoir les conserver dans des boîtes à
rainures.

Les préparations microscopiques sont devenues
un art véritable entre les mains de M. Bourgogne.
Il en est même qu'on ne peut faire soi-même à
cause des instruments de précision qui sont néces-

saires. Telles sont les coupes de dents entières, d'os, de concrétions, d'ongles, etc. J'engage les débutants à s'en procurer au moins quelques-unes (au prix de 1 fr. 50 à 2 fr. pièce) qui leur serviront de modèle.

Enfin, un grand nombre de corps peuvent se conserver indéfiniment dans de petits tubes que l'on range dans une boîte garnie d'une plaque de liége percée de trous. Tels sont, par exemple, un grand nombre de sédiments des urines, les fécules, les graines, les poils et autres fibres textiles, quelques champignons, etc.

Une collection semblable me rend journellement de grands services.

§ 3.

MANIÈRE D'OBSERVER AU MICROSCOPE.

Pour peu que les recherches microscopiques soient de longue durée, il est essentiel que la table sur laquelle se trouve le microscope soit d'une hauteur telle que pendant l'observation, on puisse appuyer la tête sur la main. La moindre gêne dans la position cause bientôt une fatigue très grande qu'il est essentiel d'éviter.

I. — *Choix de la lumière.*

On peut se servir, soit de la lumière du jour, soit d'une lumière artificielle.

Pour se servir de la lumière du jour, il faut se placer devant une fenêtre d'où on puisse découvrir une partie du ciel rapprochée de l'horizon vers lequel on tourne le miroir.

La lumière des nuées, dans les beaux jours, est excessivement vive, et doit être modérée, surtout pour les faibles grossissements. La lumière de la partie bleue du ciel est plus douce et fatigue moins l'observateur.

La lumière solaire directe ne doit jamais être employée, sauf des cas excessivement rares.

Quelques observateurs se placent dans une chambre noire où pénètre seulement un rayon lumineux, j'ai essayé et abandonné cette disposition qui est très incommode. En revanche, il est indispensable, pendant l'observation, de se garantir de toute lumière directe un peu vive. Dans ce but, on peut d'abord s'éloigner de la fenêtre, ce qui ne diminue pas la clarté du champ de l'instrument, et fixer verticalement à la hauteur de l'oculaire un carton noir de 50 centimètres environ qui empêche les rayons provenant de la fenêtre de venir frapper directement l'œil. Cette disposition est la meilleure de toutes, on obtient néanmoins un bon résultat avec une coiffure munie d'une visière qui sert d'écran.

La lumière des lampes ordinaires est excellente, pourvu que la flamme ne vacille pas. On doit la préférer pour les très forts grossissements. On peut également employer le globe dépoli de la lampe, ou un écran de papier huilé. Il faut dans tous les cas se garantir avec soin de tout rayon direct.

II. — *Eclairage du champ.*

Pour éclairer le champ du microscope, il faut tourner l'instrument de manière à ce que l'axe du miroir soit approximativement perpendiculaire aux rayons lumineux ; on amène ensuite à peu près le tube de l'instrument à la position qu'il doit occuper plus tard, et appliquant l'œil sur l'oculaire, on tourne le bouton du miroir ; à un instant donné, le champ s'éclaire, et on parvient facilement ainsi à recevoir la lumière provenant de tel ou tel point lumineux. Il est très important de modérer convenablement la lumière. On arrive à ce résultat en employant le miroir concave ou plan, et en rétrécissant ou abaissant les diaphragmes. Une lumière vive fatigue inutilement l'œil, et de plus est tout à fait défavorable à l'observation des détails. Les objets microscopiques sont tous très-transparents à cause de leur peu d'épaisseur. Il faut que la lumière soit assez faible pour qu'elle puisse être modifiée ou arrêtée par un léger obstacle. *L'art de modérer la lumière, d'en varier l'incidence et la nature, peut seul permettre d'arriver à de bons résultats.*

III. — *Choix du grossissement.*

Le choix du grossissement dépend de l'objet que l'on examine. Généralement on croit qu'on verra bien mieux avec un grossissement fort ; c'est une erreur ; les faibles amplifications produisent bien moins d'illusions. Une excellente méthode est celle qui consiste à toujours commencer l'observation par un grossissement faible et à continuer progressivement. On a ainsi une idée nette de l'ensemble du corps qu'on examine, et on se rend compte bien plus exactement de sa texture intime.

Un microscope muni de trois oculaires et six objectifs peut présenter dix-huit combinaisons et grossissements différents ; or, il est tout à fait inutile d'avoir une échelle d'amplification aussi complète. On devra donc examiner avec soin un bon test-objet pour voir quelles sont les combinaisons les plus heureuses que l'on emploie ensuite exclusivement. Cela permet, comme on l'a vu à l'article micrométrie, de pouvoir juger, à la vue simple, de la grandeur relative des objets que l'on examine.

Il est à remarquer que les meilleures combinaisons consistent dans l'emploi d'un objectif puissant et d'un oculaire faible.

IV. — *Mise au point.*

Lorsqu'on veut regarder un objet avec une lunette, on sait qu'il faut plus ou moins rentrer ou tirer les tubes pour le voir distinctement. Cette opération s'appelle la mise au point. On pourrait fort bien, sans toucher à la lunette, s'approcher ou s'éloigner de l'objet, on arriverait également ainsi à le voir ; mais comme la distance qui sépare l'objet de la lunette est beaucoup plus grande que celle qui sépare l'oculaire de l'objectif, il est préférable de faire varier cette dernière.

Par la même raison, on conçoit qu'il y a avantage pour le microscope à faire varier la plus petite distance, c'est-à-dire celle qui existe entre l'objectif et l'objet. Seulement, ici, quelques précautions sont nécessaires.

Comme il faut que l'œil, pendant qu'on fait mouvoir le microscope, soit fixé sur l'oculaire de manière à pouvoir saisir l'instant où l'image apparaît, il peut arriver que l'opérateur continue à baisser le tube du microscope, quoiqu'il le soit déjà trop.

Alors l'objectif vient à appuyer sur le couvre-objet, le brise, et, ce qui est plus facheux, peut se rayer ou se détériorer lui-même.

Pour éviter cet inconvénient, il convient de *toujours chercher le point en éloignant l'objectif de l'objet*. A cet effet, on commence par rapprocher le plus possible l'objectif de l'objet, sans toutefois toucher ce dernier. C'est alors qu'appliquant l'œil à l'oculaire, on dévisse l'écrou qui élève ainsi l'objectif. De cette manière on est certain de trouver le point sans hésitation, et de conserver l'instrument intact. Cette précaution est surtout applicable aux objectifs puissants.

Le plus souvent les micrographes se servent toujours du même œil pour observer. Il est bon de pouvoir employer indifféremment les deux, surtout quand on est sujet à l'apparition de mouches volantes dont nous nous occuperons plus tard. On éprouve ainsi moins de fatigue. Quelques personnes ferment l'œil inactif avec la main, elles n'ont alors qu'une main libre, ce qui ne suffit pas. Le plus grand nombre parvient à fermer un œil sans trop de fatigue. Il est bien plus commode de le laisser ouvert, surtout si, comme nous l'avons recommandé, on est garanti de la lumière directe par un écran. L'esprit s'habitue très vite à ne tenir compte que de l'image microscopique, qui d'ailleurs est la plus éclairée.

V. — *Examen des objets.*

Après avoir donné un coup d'œil d'ensemble aux objets souvent nombreux qui se trouvent dans le champ du microscope, il faut en choisir un que l'on examine exclusivement et sur lequel on reporte toute l'attention. Les personnes peu habituées au microscope, lorsqu'elles veulent se servir de cet instrument pour la première fois, ne voient réellement que le champ de l'instrument, leur attention est également partagée entre tous les objets qui frappent leurs yeux, et elles regardent surtout les espaces lumineux ou rien ne se trouve, aussi leur est-il impossible de reconnaître les corps les plus reconnaissables.

Ordinairement les nombreux objets que l'on voit à la fois ne présentent pas au même degré les caractères spéciaux qui doivent les faire reconnaître. On rencontre très-souvent aussi une multitude de débris ou corps déformés qui ne peuvent être d'aucune utilité. C'est pour faciliter le choix opportun d'un objet remarquable ou caractéristique que les opticiens cherchent à donner au champ du microscope une étendue qui, sans cette considération, serait inutile.

On sait que pour un grossissement un peu considérable, lorsqu'on fait varier d'une quantité même très-faible l'instrument mis au point, l'image perd de sa netteté. Il suit delà que pour avoir la meilleure image possible, il faut que l'objet soit éloigné de l'objectif d'une distance déterminée et constante. Or un objet, quelque mince qu'il soit, a toujours une certaine épaisseur ; si je mets au point sa face supérieure, l'inférieure sera trop basse de toute l'épaisseur de l'objet, la moyenne de la moitié, etc. En d'autres termes, *on ne peut voir que des tranches horizontales du corps que l'on examine*. Il faut donc que l'observateur, après cet examen successif, reconstruise par la pensée le corps tel qu'il est réellement. Prenons un exemple, supposons que nous examinons un octaèdre régulier placé verticalement sur l'un de ses sommets, et examinons-le de haut en bas. Nous verrons d'abord un point qui est le sommet le plus élevé. De ce point semblent partir 4 arêtes divergentes, mais je reconnais qu'elles ne sont pas horizontales parce qu'elles sont de moins en moins au point à mesure qu'elles s'éloignent de leur centre commun. De plus, je suis certain qu'elles s'abaissent en s'éloignant de ce centre, parce que si je hausse le tube du microscope, je cesse de les voir. Si maintenant je rapproche l'objectif, le sommet de l'octaèdre perd en netteté, tandis que les portions de ses arêtes qui me paraissaient confuses gagnent. Je vois donc quatre points très nets et quatre lignes confuses qui sont dirigées de ces points vers le centre de figure, ce sont les portions d'arête que j'ai déjà vues et qui sont trop près de l'objectif; et quatre autres lignes semblables qui sont au-delà des points distincts la continuation des premières, ce sont les portions d'arête que je n'ai point encore examinées et qui sont trop loin de l'objectif.

En continuant ainsi, je finis par apercevoir les quatre arêtes horizontales, puis tous les mêmes phénomènes se succèdent dans un ordre inverse. Je conclus de cette série d'observation que le corps soumis à l'examen est un octaèdre dans la position indiquée.

Toutes les fois qu'on se sert d'un grossissement puissant ou même qu'avec une amplification faible on examine un objet assez volumineux, il est nécessaire de faire la série d'observations et le raisonnement que nous venons d'indiquer. C'est pour ces raisons qu'un observateur habile a continuellement une main sur l'écrou du microscope, de manière à mettre au point successivement les parties d'objet qui attirent son attention.

VI. — *Manœuvre de l'instrument pendant l'observation.*

Pendant ce temps, les mains ne restent pas inactives. L'une d'elles est sans cesse occupée à **mettre** au point les différentes parties de l'objet, l'autre modifie la lumière, soit en abaissant ou élevant les diaphragmes, soit en inclinant autrement le miroir. Elle est encore destinée à tourner la platine pour que la lumière frappe l'objet de tous les côtés. Il est à remarquer, en effet, que la lumière n'est réellement directe qu'autant que le rayon qui pénètre dans l'instrument se réfléchit sur le centre du miroir; pour peu qu'on dévie ce dernier de cette position, la lumière est réfléchie par ses bords et devient plus ou moins oblique. C'est alors qu'il convient de faire tourner la platine ainsi que nous le disions plus haut, pour distinguer à leur immobilité relative les parties opaques des parties seulement ombrées.

Il faut aussi s'habituer à mouvoir le porte-objet avec une très-grande précision. On y arrive en appuyant fortement avec un doigt de chaque main simultanément sur la platine et sur les extrémités du porte-objet. On arrive ainsi à faire glisser ce dernier d'une quantité aussi petite que l'on veut, ce dont on profite pour mettre au centre du microscope l'objet que l'on examine, car sur les bords les images sont toujours mauvaises ; pour suivre un animal qui se meut ou un corps que le courant entraîne, et enfin pour prendre les mesures microscopiques.

Les premiers micrographes n'observaient les corps que dans la position ou le hasard les avait placés ; or, certains corps, par suite de leur forme même, se placent toujours de la même manière, et par suite l'idée qu'on s'en forme est fausse. Les micrographes modernes, au contraire, s'appliquent à examiner les corps sous toutes les faces. A cet effet, on fait naître entre les deux lames des courants qui font tourner l'objet sur lui-même, ou encore on fait glisser légèrement le couvre-objet avec une main, tandis que l'autre peut glisser le porte-objet de manière à ce qu'on ne perde pas de vue le corps que l'on examine. Cette dernière manœuvre est la plus difficile, mais elle rend de très-grands services, aussi recommandons-nous spécialement aux commençants de s'y exercer ; c'est pour avoir négligé ces précautions que les premiers micrographes croyaient les globules sanguins de l'homme sphériques.

Les objets au microscope ne sont vus que par transparence, et comme nous ne les voyons ordinairement que par réflexion, il est nécessaire de s'habituer à ce mode d'éclairage pour qu'il ne nous induise pas en erreur. C'est en faisant tourner l'obje en tous sens, en diminuant à propos la lumière, et en la dirigeant en différentes directions, que l'on peut seulement distinguer les saillies des enfoncements, et les parties épaisses ou ombrées des parties opaques. La pratique peut seule apprendre ces détails, et ce n'est qu'après un certain temps que l'on est complétement habitué à cette nouvelle manière de voir les corps.

VII. — *Emploi des réactifs.*

Nous avons donné à l'article accessoires du microscope la liste des réactifs les plus usités. Cette liste peut s'étendre beaucoup, suivant les circonstances, mais il suffit de savoir en employer quelques-uns pour pouvoir lorsque l'occasion s'en présente se servir de tout autre.

Les réactifs se puisent par goutte au moyen d'une baguette de verre effilée, on les dépose ainsi sur l'objet qu'on veut soumettre à leur action. Quelquefois la réaction a lieu aussitôt, il faut se hâter alors de placer le couvre-objet, et de glisser le tout sur le microscope mis préalablement au point. Quelquefois il est utile de chauffer le porte-objet sur une petite lampe à alcool.

Dans un assez grand nombre de cas, il est nécessaire d'assister au premier moment du contact, ainsi toutes les fois qu'on veut constater la solubilité d'un corps, il est de règle *de le voir se dissoudre*. Pour atteindre ce but, il faut déposer l'objet sec entre les lames de verre, ou mettre le moins possible de liquide inactif ; puis, en continuant à regarder, on dépose au bord du couvre-objet une goutte du réactif qui, pénétrant par capillarité, vient bientôt opérer la dissolution sous l'œil de l'observateur.

Il arrive souvent que le liquide pénètre lentement entre les lames et l'on pourrait être tenté de croire que, la pénétration étant opérée, le corps est insoluble. On peut alors, pour ne pas perdre de temps, dissoudre dans le réactif une couleur convenable comme le carmin ou la gomme gutte. Ces couleurs, en effet, sont formées par l'agglomération d'une infinité de petits globules rouges ou jaunes, très-reconnaissables. Dès qu'on les voit entourer le corps que l'on examine, on peut être certain que le contact avec le réactif a lieu. Le plus souvent, les petits corps qui sont suspendus dans tous les liquides indiquent les courants et rendent inutile l'emploi des couleurs. Le premier réactif dont nous devons examiner l'action est l'eau, qui peut agir comme dissolvant dans certains cas ou être absorbée par endosmose (voyez corpuscules sanguins) ; mais l'eau joue un rôle bien autrement important dans les préparations microscopiques.

Nous avons établi en règle générale qu'il ne fallait jamais examiner un objet à sec, mais bien l'humecter préalablement, nous allons chercher à nous rendre compte de ce qui se passe dans ces deux cas.

Avant d'aborder cette explication qui est de la plus grande importance, observons d'abord sans eau quelques grains de fécule de pomme de terre. Nous distinguerons très-bien les contours de ces grains qui, quoique formés par une substance *entièrement transparente et diaphane*, seront bordés d'une zône opaque très-considérable ; au centre se trouve un point qui paraît d'autant plus brillant qu'il contraste avec l'ombre dont nous venons de parler (fig. 13).

Ajoutons de l'eau, et l'image est complétement changée, l'ombre n'occupe plus que les bords extrêmes, la partie moyenne du grain est éclairée assez uniformément pour permettre une bonne observation (même figure).

Pour nous expliquer cet effet qui se reproduit à chaque instant, il faut se reporter aux conditions que doit remplir un objet pour être aperçu au microscope.

Les objets n'étant vus dans cet instrument que par transparence, il faut pour qu'ils paraissent éclairés que les rayons lumineux réfléchis par le miroir non-seulement puissent les traverser, mais encore qu'ils ne soient pas assez déviés de leur route pour ne plus rencontrer l'objectif. S'il en était autrement l'objet paraîtrait noir. En d'autres termes, si nous supposons un cône dont le sommet est l'objet lui-même, et dont la base s'appuie sur la lentille de l'objectif, tous les rayons qui seront assez peu déviés pour être compris dans ce cône seront *efficaces*, les autres seront inutiles. Cherchons maintenant à expliquer l'expérience que nous venons de faire avec le grain de fécule.

Soit 0 (fig. 14) le grain de fécule, examinons la marche que va suivre le rayon S qui tombe en A. Il est clair que ce rayon S sera dévié comme s'il avait à traverser un prisme dont la section serait D E C, les lignes D E et E C étant les tangentes au point d'entrée et de sortie du rayon. Le rayon S', qui se rapproche plus du bord de l'objet, doit traverser un prisme dont l'angle réfringent M N H est bien plus grand que le précédent. Sa déviation doit donc être bien plus grande, et comme cette déviation augmente au fur et à mesure qu'on considère un rayon frappant l'objet plus loin du centre, il arrivera toujours un moment ou elle sera suffisante pour empêcher les rayons de rencontrer l'objectif. A partir de ce point, l'objet paraîtra noir.

Remarquons en outre que le rayon S', à un moment donné, pourra subir en T la réflexion totale, et à plus forte raison être perdu.

On sait d'autre part que des prismes, dont les

angles réfringents sont les mêmes, dévient d'autant plus la lumière que la substance dont ils sont
composés est plus réfringente; or, un prisme d'un
angle déterminé et formé d'une certaine subtance
étant donné, il est très-facile de diminuer sa réfringence, il suffit pour cela de le plonger dans un
milieu plus ou moins réfringent lui-même. On sait
que dans ce cas l'indice de réfraction de la substance qui forme le prisme devient égal à son indice
dans le vide diminué de l'indice du milieu dans
lequel il se trouve. Si donc nous pouvons augmenter de plus en plus la réfringence du milieu
dans lequel le prisme est plongé, la déviation produite sur un rayon lumineux par le prisme dimi-
nuera de plus en plus. Si même la réfringence du
milieu devient égale à celle de la substance, la différence entre les deux indices étant 0, la déviation
sera nulle; en continuant ainsi, la déviation se
ferait même en sens contraire.

Si donc nous entourons le grain de fécule d'eau,
l'indice de réfraction de la substance qui le forme
diminuant, puisqu'il faut en retrancher l'indice de
l'eau, certains rayons, trop déviés pour pénétrer
dans l'objectif quand le grain de fécule était dans
l'air, pourront y pénétrer, et dès lors la zône obscure qui bordait l'objet devenant moins forte,
celui-ci pourra mieux être étudié.

Si à l'eau on substitue l'huile, dont le pouvoir

réfringent est considérable, l'ombre si étendue d'abord disparaîtra presque complétement, surtout avec une lumière vive (fig. 13).

La transparence des préparations étant une condition sans laquelle on ne peut obtenir de bons résultats, il est nécessaire d'avoir une échelle graduée de liquides, doués de pouvoirs réfringents différents. De cette manière, un objet étant donné, on peut le plonger dans un milieu qui, réfractant la lumière *à peu près* comme lui, le laisse voir dans toute ses parties. Les liquides les plus employés dans ce but sont, outre l'eau, l'acide acétique, l'essence de térébenthine, le baume du Canada, les huiles, etc., etc., la glycérine et le sirop de sucre. Ces deux derniers réactifs ont sur les autres un avantage précieux ; on peut, en effet, en les mélangeant plus ou moins d'eau, graduer leur pouvoir réfringent et le mettre en rapport d'une manière parfaite avec la préparation. Ils peuvent de plus être employés pour des objets humectés d'eau. Si au contraire on veut employer les huiles, essences ou baumes, les objets doivent d'abord être desséchés. L'huile d'olive fournit d'excellentes préparations. Les phénomènes que nous venons de décrire sont d'une application si continuelle et sont si souvent cause d'illusions au commencement des études micrographiques que nous avons cru devoir insister sur leur explication.

L'acide acétique à 3 degrés (vinaigre) est le réactif le plus employé par le micrographe. Il peut servir comme acide d'abord, c'est ainsi qu'il décompose le carbonate de chaux, qu'il déplace l'acide urique, etc., etc. Il sert comme dissolvant pour le phosphate ammoniaco-magnésien, les globules sanguins ; mais il est surtout nécessaire pour donner de la transparence aux objets. Tel est par exemple le but pour lequel on l'emploie quand on observe les globules blancs, purulents, etc.

L'acide sulfurique sert pour désagréger les tissus et, suivant son degré de concentration, pour carboniser et rendre très-visibles certaines de leurs parties.

L'acide nitrique est employé pour donner une coloration jaune aux tissus azotés. Il dissout ou gonfle la soie, ce qui permet de la distinguer facilement du coton.

L'ammoniaque sert comme alcali et comme dissolvant.

La potasse sert comme alcali énergique. Elle est employée en outre pour constater certaines adultérations des farines.

L'eau iodée est un réactif précieux pour les micrographes ; en effet, elle bleuit immédiatement la fécule (pourvu que le liquide avec lequel on la mélange ne soit pas alcalin) et la fait reconnaître avec la plus grande facilité. Elle bleuit dans certains cas la cellulose (coton), quand celle-ci a été préalablement traitée par l'acide sulfurique. Enfin elle donne à tous les corps azotés une teinte jaune qui permet de les reconnaître. Comme ce dernier caractère est moins connu et plus difficile à saisir, nous allons donner un exemple.

Que l'on place sur le porte-objet un brin de soie et un autre de coton, ces deux corps paraîtront à peu près identiques, sauf que le coton est un peu plus large ; si l'on ajoute de l'eau iodée assez concentrée, immédiatement le champ du microscope prend une teinte jaunâtre que partagent également les fils de coton ; la soie, au contraire, présente une teinte jaune notablement plus intense et qui suffit pour déceler sa nature azotée.

Le nitrite de mercure a été indiqué par M. Millon comme pouvant servir au même usage, seulement il teint les corps azotés en rouge vineux. Il faut quelque temps pour que la teinte arrive à son maximum ; on obtient avec ce réactif, qui est très-employé par les micrographes anglais, de fort belles préparations.

La benzine est employée comme réactif des globules gras qu'elle dissout avec avidité. Autrefois, on employait dans ce but l'éther rectifié, mais ce réactif est trop volatil. Pour que la solution ait lieu rapidement, il faut dessécher préalablement le corps que l'on examine en chauffant légèrement le porte-objet sur une lampe à alcool.

§ 4.

MESURE DES OBJETS MICROSCOPIQUES.

On appelle micromètre l'instrument destiné à mesurer les objets microscopiques.

Ces objets se mesurent absolument comme ceux que leur grand volume rend plus accessible à nos sens, c'est-à-dire en les juxta-posant à l'unité de grandeur ; seulement cette unité est pour le micrographe le millimètre et ses subdivisions ; si donc on trouve dans une description que tel objet a 0,017 de diamètre, cela signifie, sauf indication contraire, que cette dimension de l'objet est égale à dix-sept millièmes de millimètre.

Les mécaniciens habiles parviennent à diviser avec une grande précision un millimètre en 100, 200, 500 etc., parties égales. Cette division se trace sur le verre au moyen d'un diamant, et les traits sont un peu plus longs à chaque dixaine. Le micromètre se fixe ordinairement sur un porte-objet en cuivre, et celui-ci est percé au point correspondant à la division, que sans cette disposition on aurait quelque peine à trouver à cause de sa transparence.

Si donc on examine au microscope un micromètro, on aperçoit des divisions égales, d'autant plus grandes que le pouvoir amplifiant est plus considérable, et il suffît de déposer sur elles un objet quelconque pour voir immédiatement combien il occupe de divisions et par conséquent pour connaître sa grandeur.

Ce mode de mensuration est sans contredit le plus simple et le plus exact, mais dans la pratique il présente plusieurs difficultés ; en effet, les frottements nécessaires pour essuyer le micromètre l'altèrent bientôt et le mettent hors de service ; il est rare qu'un des bords de l'objet qu'on veut mesurer coïncide exactement avec une des divisions, d'où il suit qu'il faut le plus souvent apprécier deux fractions de division, ce qui est une cause d'erreur ; enfin le troisième reproche qu'on peut faire à cette méthode est que lorsqu'après un temps quelquefois considérable de recherches, on est parvenu à trouver un corps important, il est impossible de le transporter sur le micromètre, et par conséquent on se trouve privé de l'un des caractères les plus essentiels.

On obvie à tous ces inconvénients de la manière suivante :

Outre les oculaires ordinaires, les microscopes sont pourvus d'un oculaire spécial qui diffère des autres en ce que l'opticien a fixé entre les deux lentilles une division sur verre de grandeur arbitraire. Cette division doit être placée de telle sorte que la lentille supérieure de l'oculaire serve de loupe pour la voir. Elle doit donc coïncider avec le foyer de l'objectif quand on a mis au point; et comme, ainsi qu'il est facile de s'en convaincre, cette mise au point varie pour un myope ou un presbyte, il suit de là qu'il faut placer cette division d'une manière convenable pour la vue de chaque observateur.

Une fois le point où la division est vue avec la plus grande netteté trouvé, on doit la fixer de manière à rendre tout déplacement impossible. Ordinairement l'opticien fixe une fois pour toutes l'échelle de l'oculaire à la distance qui lui paraît la plus convenable, mais dans les instruments bien construits on peut mouvoir cette échelle parallèlement à elle-même au moyen d'une vis, et de plus l'adapter à tous les oculaires.

Si maintenant nous venons à examiner avec cet oculaire et un objectif quelconque un micromètre où le millimètre soit divisé en 100 parties, nous verrons deux divisions différentes (fig. 9), celle de l'oculaire et celle du micromètre. En tournant plus ou moins l'oculaire, il sera facile de rendre les deux divisions parallèles; enfin, en poussant plus ou moins le micromètre, nous finirons par faire coïncider un trait de chacune des divisions. Cherchant ensuite dans toutes l'étendue des deux échelles, il est bien rare qu'on ne trouve pas deux autres traits qui coïncident sensiblement. Dans tous les cas, en supposant qu'aucun des autres traits ne coïncident, il serait toujours possible d'évaluer la valeur de la fraction de division qui les sépare et le calcul serait le même.

Supposons donc (fig. 9) que 17 divisions de l'oculaire correspondent à 5 divisions du micromètre que nous savons d'avance être des centièmes de millimètre ; il suit de là que chaque division de l'oculaire est égale à la 17me partie de 5 centièmes de millimètre = 0^{mm},0029, plus une fraction.

Une fois la valeur des divisions de l'oculaire connue, rien de plus simple que de mesurer tous les objets qui se présentent à l'observation, pourvu qu'on conserve le même objectif. Il suffit pour cela de voir combien ils égalent de divisions de l'oculaire, et de multiplier ce nombre par 0^{mm},0029, valeur de chacune de ces divisions; il faut avoir seulement soin, à cause de la fraction que nous avons négligée dans le calcul de la valeur des degrés de l'oculaire, de commencer par faire la multiplication.

Il faut évidemment calculer la valeur des divisions de l'oculaire pour chaque objectif; on est donc amené à construire une fois pour toutes un tableau analogue à celui-ci :

Objectif n° 3... 27 div. de l'oculaire = 0,11.

   —   n° 5... 23   —   = 0,07.

Etc...

Supposons qu'en nous servant de l'objectif n° 3, nous voulions mesurer un certain objet : pour cela, je substitue l'oculaire spécial à celui dont je me servais, et en tournant convenablement l'oculaire, j'amène un des bords de l'objet à coïncider avec une des divisions, puis je compte combien de divisions sont occupées par l'objet ; supposons qu'il y en ait approximativement 8,7 ; le diamètre de l'objet $\dfrac{0,11 \times 8,7}{27} = 0,0355$.

Dans certains microscopes, le tableau que je viens de décrire se trouve fait d'avance par le fabricant, mais cela peut entraîner une légère erreur dans la mensuration absolue des objets microscopiques, parce que la distance de la vision distincte varie avec les observateurs ; il est donc préférable d'avoir un micromètre et de construire soi-même ce tableau.

Ce micromètre lui-même est le point de départ de toutes les opérations de mensuration, si donc il n'est pas parfaitement construit, toutes les évaluations sont fautives. Malheureusement, il est impossible de vérifier la graduation d'un micromètre sans un instrument spécial ; le mieux est donc de ne s'adresser pour se le procurer qu'à un fabricant digne de confiance.

Il n'est sorte de calcul, si simple qu'il soit, qui ne devienne à la longue fastidieux par la répétition, et c'est pour éviter celui que nous venons de décrire que j'ai fait fabriquer pour mon usage le micromètre suivant, qui donne immédiatement et sans calcul la mesure des objets en fractions de millimètre.

Supposons que l'échelle arbitraire qui se trouve dans l'oculaire micromètre représente (comme cela a lieu ordinairement) des dixièmes de millimètre. J'observe, ainsi que nous l'avons dit plus haut, que 17 divisions de l'oculaire correspondent à 5 divisions du micromètre. Cela fait, je fais graver une échelle dans laquelle 1^{mm},7 sont divisés en 5 parties, et cette échelle, placée dans l'oculaire, donne immédiatement les centièmes de millimètre, ainsi qu'on peut s'en assurer en regardant le millimètre divisé. Si les 1^{mm},7 avaient été divisés en 50 parties, le micromètre eût donné les millièmes, etc. L'emploi de cet instrument est fort commode et évite une perte de temps.

Un autre moyen de mesurer approximativement les objets microscopiques sans micromètre consiste à les comparer à des objets d'un diamètre connu et sensiblement constant ; tels sont, par exemple, les corpuscules sanguins de l'homme. On arrive également au même résultat en n'employant exclusivement que les mêmes combinaisons d'oculaires et d'objectifs et en examinant de temps en temps l'échelle micrométrique ; de cette manière, on acquiert assez bien, par habitude, la notion de la grandeur apparente du 100me de millimètre, par exemple; on connaît donc ainsi approximativement la grandeur de tous les objets qu'on examine, avantage qui n'exclut nullement les moyens de mensuration exacte indiqués plus haut.

A défaut de micromètre, le mieux est d'avoir recours au procédé imaginé par Jurin et qui donne d'assez bons résultats. On se procure un fil métallique dont le diamètre soit à peu près $0^{mm},1$. On peut supposer que ce diamètre est constant dans toute la longueur du fil, parce qu'il est égal à celui de la filière. On enroule ce fil autour d'un crayon en ayant soin de bien serrer les spires les unes contre les autres, et à l'aide d'un mètre on mesure la longueur occupée par 100 spires ou un plus grand nombre. Il est clair que le diamètre du fil est égal à la longueur occupée par les 100 spires, divisée par 100. Quand on veut ensuite mesurer approximativement un objet, il suffit de le comparer au diamètre du fil vu avec le même grossissement.

§ 5.

MESURE DU POUVOIR AMPLIFIANT.

Nous avons dit plus haut qu'avec un peu d'habitude on pouvait regarder en même temps l'image d'un objet dans le microscope et avec l'autre œil un autre objet placé à une distance convenable.

Si on observe ainsi à la fois le millimètre divisé et un mètre (ce dernier étant placé à la distance de la vue distincte), il est facile de calculer le pouvoir amplifiant de l'instrument. Si, par exemple, un centième de millimètre paraît égal à deux millimètres, il est clair que le grossissement est de 200 en diamètre, 200 au carré en surface, etc. Les grossissements doivent toujours être exprimés en diamètres et non en cubes, comme le faisaient les anciens micrographes.

Cette comparaison peut être faite à l'aide de la chambre claire par une personne qui n'a pas l'habitude de croiser les axes optiques des yeux.

L'évaluation exacte du pouvoir amplifiant d'un microscope est du reste peu importante. Il s'en faut de beaucoup que la bonté d'un microscope soit proportionnelle à son pouvoir amplifiant ainsi qu'on le croit assez souvent. La méthode indiquée plus haut suffit amplement dans la pratique. Il est bon de remarquer que le grossissement varie un peu suivant la vue de chaque observateur.

§ 6.

CAUSES D'ERREUR, MOUVEMENTS DES OBJETS.

Les causes d'erreur qui dans les observations au microscope sont réputées si nombreuses, n'existent pas dans l'instrument. Ces erreurs proviennent ou d'une mauvaise observation, ce qu'il est facile d'éviter avec de l'attention et de la patience, ou surtout d'une mauvaise interprétation donnée par l'observateur. Quant au microscope lui-même, il est évident qu'il ne montre les choses que comme elles sont; aussi les personnes qui disent qu'on voit ce qu'on veut avec cet instrument ne font-elles en réalité que démontrer leur inhabileté à s'en servir.

Nous allons examiner successivement quelques-unes de ces causes d'erreur, et faire voir qu'elles ne sont que des effets très-simples, qu'on peut même prévoir *à priori* et facilement expliquer.

I. — *Causes d'erreur.*

Le porte-objet garni de son couvre-objet présente trois faces. La face inférieure du porte-objet, sa face supérieure qui se confond avec l'inférieure du couvre-objet, et la face supérieure de ce dernier.

Comme sur chacune des deux faces externes il existe toujours de la poussière ou d'autres petits corps, il peut arriver que l'on mette au point l'une de ces deux faces et que l'on examine ces corps accidentels. Il suffit de signaler cette erreur, assez fréquente chez les détracteurs du microscope, quand on ne leur a pas préparé l'instrument, pour l'éviter.

La poussière qui voltige dans l'air existe toujours dans les préparations. Cette poussière consiste en débris d'epithelium, en fibres textiles usées de toute nature, en débris d'insectes, œufs, poils d'animaux ou de végétaux. Le linge dont on se sert pour essuyer les verres laisse toujours des débris de fibres, blanches ou colorées. Comme ces dernières sont plus faciles à reconnaître à leur couleur, il est bon quand on n'a pas une expérience suffisante, de se servir d'un tissu coloré en bleu ou en rouge pour cet usage.

Le porte-objet est souvent rayé, on reconnaît cet accident aux cassures conchoïdes qui sont sur les bords du sillon.

On trouve dans un grand nombre de porte-objets des corps rouges ayant tous à peu près le même aspect de teinte dégradée. Ce sont de petites cavités conchoïdales dans lesquelles le rouge d'Angleterre qui sert à polir les glaces a pénétré avec force. Ces petites taches rouges ont été décrites par un micrographe comme étant un végétal.

Souvent l'objectif a été mis en contact avec des préparations non-recouvertes, et sa surface inférieure est salie ; l'image est alors plus ou moins voilée. Il est donc nécessaire de le retirer et de l'essuyer avec un linge fin et usé destinée à ce seul usage.

Si l'objectif est très-froid, il condense la vapeur qui s'échappe de la préparation et l'image se voile. Dans ce cas, on retire la préparation, la vapeur qui couvrait l'objectif disparaît bientôt, et pour éviter le retour de cet inconvénient, on se sert d'un couvre objet un peu large, ou on chauffe très-légèrement l'objectif avec la main.

Lorsque un grain de poussière se trouve sur l'un des deux verres de l'oculaire, on ne l'aperçoit jamais que comme une tache nébuleuse qui ne peut être mise au point. Ces taches se reconnaissent au mouvement qu'on leur imprime en tournant l'oculaire.

Quand les cils de l'observateur viennent à frotter sur l'oculaire, ils produisent également une grosse tache noire qui se meut avec rapidité, il suffit de moins approcher l'œil pour faire disparaître cet inconvénient.

Lorsqu'on a observé au microscope pendant un temps plus ou moins long, il arrive souvent qu'on aperçoit des sortes de filaments enlacés et mêlés de globules qui parcourent le champ du microscope et qui au moindre mouvements de l'œil remontent brusquement. Ces filaments ont reçu le nom de mouches volantes, leur forme varie avec chaque individu et même avec chaque œil. Quelquefois le même observateur ne les aperçoit qu'avec un œil. Elles viennent souvent se fixer sur l'objet qu'on regarde, quels que soient les efforts qu'on fasse pour s'en débarrasser. Leur forme ne varie point, si ce n'est à la longue. Elles ne sont nullement le prodrôme d'une affection de la rétine. Le mieux est de ne pas s'en préoccuper et de se servir alternativement de ses deux yeux. Le repos seul peut les faire disparaître.

Nous avons déjà parlé, à propos de l'appareil de Dujardin, des interférences et de la diffraction. Ces phénomènes, qui proviennent d'un éclairage défectueux, ne peuvent induire en erreur ; en effet, on aperçoit sur le bord des objets des stries très fines qui en suivent exactement les contours et vont en décroissant à partir de l'objet. Ces deux caractères les font de suite reconnaître. On les observe surtout avec les forts grossissements.

II. — *Mouvements des objets microscopiques.*

Lorsqu'on examine de petits corps plongés dans un liquide, il arrive le plus souvent que par suite de la pression des mains, de l'évaporation et de la capillarité, il se produit des courants qui entraînent les objets microscopiques. Ce mouvement est très facile à distinguer de tous les autres ; en effet, tous les corps qui sont entraînés se meuvent parallèlement et dans la même direction.

Lorsqu'on examine un infusoire, celui-ci peut se mouvoir plus ou moins vite ; mais outre que souvent on peut voir ses organes locomoteurs, ses mouvements sont tout différents des précédents, puisqu'ils ont lieu successivement dans toutes les directions, et avec intermittence. Enfin, les réactifs convenables les font disparaître en tuant l'animal.

Enfin, on a décrit sous le nom de *mouvement Brownien* un phénomène des plus importants pour le micrographe. Quand on examine avec un fort grossissement une solution de gomme gutte, on voit les plus petits globules de résine émulsionnée qui forme cette couleur s'agiter vivement. Ce mouvement diffère totalement des deux précédents ; en effet, le petit corps paraît successivement poussé d'une même quantité dans toutes les directions. Il ne sort donc pas d'un très petit cercle dans lequel il fait toutes les excursions possibles ; ce n'est qu'à la longue qu'il avance un peu d'un côté. Ce mouvement est d'autant plus considérable que le corps est plus petit ; on peut néanmoins l'observer encore dans les corpuscules sanguins de l'homme. Tous les corps ténus sont plus ou moins agités d'un semblable mouvement. C'est lui qui a fait croire à la présence d'animalcules dans la fovilla.

Ce mouvement ne peut être confondu avec le premier.

Il peut être confondu avec le second dans le cas où l'on croit observer des animaux chez lesquels la locomotion est obscure; mais, outre que l'animal finit toujours par prendre une direction spéciale, on observe que le mouvement Brownien est à peine modifié par l'addition d'un poison qui doit nécessairement anéantir la vie.

Remarquons que ces trois mouvements que nous avons décrits isolement peuvent très bien exister simultanément; si par exemple nous examinons un petit vibrionien ; il pourra très bien être emporté par les courants du liquide. De plus, nous le verrons, soit lutter contre ce courant, soit le traverser obliquement ; c'est là son mouvement propre. Enfin, nous le verrons aussi agité par le mouvement Brownien, qui persistera après sa mort. On voit que rien n'est plus facile que cette distinction.

Je me suis assuré, par un grand nombre d'expériences sur le mouvement Brownien, qu'il est toujours le même, soit qu'on se serve de lumière naturelle ou artificielle, polarisée rectilignement, elliptiquement ou circulairement.

Il me paraît évident, d'après mes observations,

que si on éclaire vivement, et d'une manière brusque, le champ du microscope primitivement peu éclairé, l'amplitude des oscillations des petits corps augmente ; mais je n'ai pu mesurer ces amplitudes à cause de la rapidité du mouvement. Je me suis servi, pour ces expériences, d'eau colorée par de la gomme gutte. Lorsqu'on emploie un grossissement de 1,000 à 2,000 diamètres , l'expérience est fort remarquable.

Quand on examine des objets secs, il arrive quelquefois que l'haleine détermine des mouvements, soit par sa vitesse, soit par son humidité. On a un bel exemple de ce dernier cas en examinant les spores de l'Equisetum hyémale. Chaque spore présente quatre bras terminés par des palettes. A l'état sec, les bras sont étendus, mais sous l'influence de l'humidité de l'haleine , ils s'enlacent comme des ressorts autour de la sporule qui, lorsqu'une des palettes peut prendre un point d'appui suffisant, se trouve rejetée à une assez grande distance.

Tant que cette sorte de graine, qui ne peut germer que dans un endroit très humide , se trouve sur un sol sec, elle est exposée à toutes les transitions hygrométriques de l'air, et se meut plus ou moins. Si par suite de ces mouvements elle rencontre le terrain humecté qui lui convient, les petits bras se ferment définitivement, et la semence, devenue immobile, peut alors germer et se développer.

§ 7.

DESSIN DES OBJETS MICROSCOPIQUES.

On peut dessiner de plusieurs manières les objets microscopiques.

Les premiers observateurs ont représenté les objets absolument comme s'ils étaient vus par réflexion et opaques. Cette méthode présente un grand défaut, c'est que l'observateur dessine d'après l'idée qu'il se fait de l'objet, et que cette idée peut être fausse. C'est ainsi qu'on voit dans les anciens ouvrages les globules sanguins de l'homme dessinés sous la forme de sphère, ou percés au centre.

D'autres observateurs dessinent l'objet comme si toutes les tranches horizontales qui le composent étaient à la fois au point. Cette méthode a l'avantage de faire une part bien moins considérable à l'imagination. C'est elle qu'on adopte pour les ouvrages de microscopie destinés aux personnes étrangères à l'art d'observer directement, et pour remplir ce but, c'est certainement la meilleure. Le seul reproche qu'on puisse lui adresser est de ne pas représenter les objets tels qu'on les voit, l'image est donc infidèle. Aussi, lorsqu'après avoir étudié sur de semblables dessins, on veut en vérifier l'exactitude en observant soi-même, se trouve-t-on dans un grand embarras.

Enfin , on peut reproduire scrupuleusement l'image telle qu'elle est ; mais comme en mettant au point ses diverses parties on produit des aspects tout différents , lequel choisira-t-on ? Si on se reporte à ce que nous avons dit sur la mise au point et l'éclairage, on voit qu'un seul dessin ne donnera qu'une idée fort incomplète, et que pour bien faire, il faudrait représenter le même objet vu de différentes manières. C'est ce dernier parti qu'ont pris M. Dujardin, dans son excellent manuel de microscopie, et MM. Donné et Foucault, dans leur magnifique atlas pour représenter les globules sanguins. Ce procédé, dont le type est la reproduction des objets par le daguerréotype, a l'inconvénient de donner des dessins qui ne peuvent être bien compris que par un micrographe; enfin, il nécessite un nombre de planches tellement considérable, qu'il rendrait un ouvrage un peu complet bien plus cher qu'un microscope.

On voit donc que tous les dessins, même en admettant que le graveur puisse les reproduire fidèlement, présentent des inconvénients et peuvent tout au plus donner une idée approximative de l'apparence des objets. Les gravures micrographiques, quelque bien qu'elles soient exécutées, ont encore plus d'inconvénients que les planches d'anatomie, les unes et les autres, ne pourront jamais faire ni anatomistes ni micrographes.

Il est au contraire très utile de faire soi-même quelques dessins. On se sert pour cela de crayons de mine de plomb, d'estompes, d'encre et de couleurs à l'aquarelle. Chaque observateur peut dès lors employer la méthode de reproduction qu'il veut, mais le mieux est d'indiquer surtout les parties caractéristiques, en négligeant les autres. L'utilité de cet exercice provient de ce que, en dessinant, on fixe forcément mieux l'image dans sa mémoire, et le dessin consulté plus tard sert seulement de moyen mnémotechnique pour rappeler en réalité l'image microscopique elle-même.

Cette méthode a été suivie pour les dessins qui accompagnent cet ouvrage ; on a négligé le plus souvent les ombres et les effets de lumière variables selon la volonté de l'opérateur. On a seulement indiqué au trait la forme des objets représentés. Ces dessins sont suffisants pour qu'on puisse retrouver dans le champ du microscope les objets qu'ils représentent. Ils ont l'avantage de se tracer facilement, et d'une manière expéditive, à la chambre claire, dont je recommande l'emploi. J'ai eu le soin de joindre à chaque dessin une échelle qui permet de mesurer au compas, ou approximativement à l'œil les dimensions des objets, ou d'indiquer le grossissement. Cette précaution, je crois, ne devrait jamais être omise dans les ouvrages de micrographie ; ces échelles se tracent

d'ailleurs très facilement en dessinant à la cham-
chambre claire le millimètre divisé en cent parties.
Cette opération peut se faire d'avance ; et une fois
pour toutes, pourvu que le dessin des objets soit
fait dans les mêmes conditions.

DEUXIÈME LIVRE.

APPLICATIONS DU MICROSCOPE A LA MÉDECINE

—

CHAPITRE PREMIER.

Méthode pour distinguer entre eux les objets soumis à l'observation.

—

Pour distinguer entre eux les corps qui nous entourent, nous les faisons agir successivement sur tous nos sens ; le micrographe n'a qu'un seul sens à sa disposition pour résoudre le même problème ; c'est là une difficulté qui diminue la certitude des résultats auxquels il arrive. Les propriétés qu'il observe sont il est vrai les plus nombreuses, néanmoins le manque de contrôle par d'autres sens doit toujours inspirer beaucoup de prudence. Le microscope rend assez de services aux sciences pour que nous puissions dire que dans un grand nombre de cas, il ne peut décider les questions ; et l'observateur doit quelquefois savoir ne pas se prononcer, sous peine, comme cela est si souvent arrivé, de faire douter ensuite des résultats les plus certains.

Le premier caractère dont on doit tenir compte est la grandeur ; la précision avec laquelle on mesure les plus petits corps donne à ce caractère une très-grande importance, aussi doit-on mesurer les objets microscopiques dans tous les sens, prendre des moyennes et noter avec soin les plus grands écarts ; il faut opérer de même sur les différentes parties dont ils sont composés.

Puis viennent la forme, la couleur, la transparence ou l'opacité, la texture, le nombre et la position des organes, la flexibilité (qui s'observe lorsque le corps entraîné par un courant doit franchir un espace resserré), la fragilité. la plus ou moins grande réfringence, la motilité, le nombre, la régularité, l'adhérence aux corps environnants ou aux verres, la perméabilité aux liquides colorés, l'endosmose pour certains objets creux, la manière de se comporter sous l'influence de tous les réactifs ; de la chaleur, etc., etc., etc.

Tous ces caractères ont une valeur plus ou moins grande, il en est qui ont une très-grande importance, tels sont la forme, la texture, le nombre des organes, la mensuration, la manière spéciale de se comporter avec tel ou tel réactif. D'autres au contraire se placent sur un second rang.

Ce qui fait surtout l'importance d'un caractère, c'est sa constance, ainsi la teinte bleue donnée par l'iode à un corps non modifié par d'autres réactifs, indique d'une manière sûre la présence de l'amidon : de même, si je trouve sur un grain de fécule une fente profonde et longitudinale, je puis affirmer que ce grain de fécule ne vient pas du blé.

Lorsque nous voulons distinguer les corps qui nous entourent, il faut le plus souvent employer plusieurs caractères ; ainsi en botanique, pour déterminer une plante, il faut toujours examiner un grand nombre de ses organes. Le botaniste a grand soin parmi l'ensemble des caractères qu'il rencontre de ne choisir que ceux qui se présentent comme invariables, c'est ainsi qu'il tiendra compte du nombre des étamines, de leur insertion, et qu'en revanche il s'attachera moins à la couleur de la fleur, parce que l'expérience lui a appris que ce caractère variait souvent même sur un seul individu. C'est en cela que consiste la subordination des caractères, lorsqu'il s'agit simplement de distinguer les individus les uns des autres. Lorsqu'il faut, au contraire, les classer, le naturaliste les subordonne les uns aux autres selon qu'ils indiquent une perfection plus complète, et qu'ils déterminent pour l'individu qui les présente une place plus élevée dans l'échelle des êtres organisés.

Le micrographe n'envisage les caractères que comme moyens de distinguer les corps les uns des autres, sans s'occuper de les classer. Il doit donc s'attacher à bien constater ceux qui sont plus ou moins spécifiques, pour leur donner une plus grande valeur dans le jugement qu'il doit porter plus tard ; ce jugement sera nécessairement bien plus sûr, s'il a préalablement analysé les caractères qu'il observe, et s'il a fixé d'avance dans leur véritable valeur.

Supposons, par exemple, qu'il s'agisse de distinguer un globule purulent, d'un corpuscule sanguin; j'observerai que le premier est sphérique tandis que le second est aplati, et comme l'expérience m'a appris qu'il en était toujours ainsi, je sais d'avance que je dois accorder une très-grande valeur à ce caractère, qui à lui seul, en effet, suffit pour que je puisse me prononcer. Pour savoir, au contraire, si un globule que j'observe est un globule blanc ou un globule de muco-pus, je ne pourrai pas m'en rapporter à la coloration un peu jaunâtre que je sais cependant exister dans le second, parce que, outre que ce caractère est très-peu défini, et difficile à observer, je sais que dans un assez grand nombre de cas le muco-pus perd cette coloration.

Quelquefois un caractère ne se rencontre que sur un seul objet, et s'il est bien net, il suffit à lui seul pour définir ce dernier. Tel est, par exemple, la forme des spermatozoaires, forme tellement spécifique qu'on ne la retrouve dans aucun autre corps. Telle est encore la coloration bleue de l'amidon traité par l'iode. Malheureusement les caractères spécifiques sont rares.

Il arrive, bien plus souvent, qu'un caractère observé est commun à plusieurs corps, et que parmi ces corps un second caractère fréquent peut-être, chez un grand nombre de corps éliminés d'abord, ne se rencontre que chez un seul de ceux que le premier caractère a réunis; la distinction est dès lors établie. On voit qu'en réalité, au caractère unique que nous avons appelé spécifique, nous substituons un caractère plus ou moins complexe qui exige une plus longue opération de l'esprit, mais qui, s'il est conforme à la règle que nous avons indiquée, n'en définira pas moins avec rigueur tel ou tel objet.

C'est seulement en s'imposant la loi de toujours suivre cette méthode, commune du reste à toutes les sciences, que les micrographes donneront à leurs observations toute l'importance dont elles sont susceptibles; c'est pour l'avoir trop souvent négligée que quelques-uns de leurs travaux ont été frappés de stérilité. Je ne saurais donc trop engager les commençants à suivre pas à pas ces déductions que l'habitude abrège d'ailleurs beaucoup et qui les conduiront toujours sûrement au but ; je pense qu'il faut au moins considérer comme douteuses les conclusions qui ne s'appuient que sur certaines vues d'ensemble, ou qui dérivent d'une sorte d'instinct d'observation, lequel varie le plus souvent d'un observateur à l'autre.

Toutes les fois donc que deux corps se ressembleront, nous aurons soin d'indiquer les caractères qui permettent de les reconnaître ; et lorsque nous ne pourrons en trouver qui aient une valeur suffisante, nous conclurons qu'il y a identité pour le micrographe. Remarquons que cela sera loin d'indiquer une identité absolue ; il se peut fort bien, en effet, qu'il existe une différence que le microscope ne puisse saisir.

Parmi les caractères simples dont l'ensemble forme le caractère complexe, le micrographe range quelquefois des données totalement étrangères à ses observations, c'est là certainement un défaut qui, au moins, a l'inconvénient d'exposer les personnes non prévenues à faire un cercle vicieux ; en outre, si ces données ne sont pas rigoureuses elles-mêmes, le résultat final est entaché d'erreur. C'est ainsi par exemple, que bien des observateurs disent qu'ils voient un globule blanc ou un globule de muco-pus suivant qu'ils savent que le corps qu'ils observent a été retiré du sang ou des bronches. Les personnes auxquelles ils annoncent le fait croient naturellement que, vus au microscope, les globules de mucopus diffèrent essentiellement des globules blancs, et elles en concluent qu'il n'y a pas de globules muqueux dans le sang ; or cette assertion était *a priori* et sans démonstration précisément celle qui avait servi de point de départ au micrographe pour donner deux noms différents à deux objets, qui vus au microscope sont identiques. Les exemples d'une pareille confusion sont malheureusement très-fréquents, et mettent dans un grand embarras le commençant, qui, doutant de ses propres forces, préfère croire que la différence signalée par les observateurs peu rigoureux existe, mais qu'il ne sait pas la trouver.

CHAPITRE II.

Premières observations à faire pour s'exercer à manier le microscope.

—

Pour acquérir promptement l'habitude de juger de la nature des corps qu'on examine, il est nécessaire de commencer par observer avec de faibles grossissements des objets bien définis, et étudiés dans tous leurs détails par d'autres observateurs.

L'anatomie végétale est un sujet d'études qui remplit très bien ce but. On trouve décrits dans tous les traités complets de Botanique les tissus élémentaires qui entrent dans la composition des végétaux. Le contrôle de ces descriptions est une excellente préparation à l'étude plus difficile des produits pathologiques. Nous renvoyons pour ces descriptions aux auteurs spéciaux, et notamment à l'observateur au microscope de M. Dujardin (de la collection Roret) dont le livre, écrit au point de vue général de toutes les applications du microscope, est devenu classique pour tous les micrographes.

Parmi les observations que l'on doit préalablement faire, il en est cependant quelques-unes qui sont d'une si continuelle utilité, que nous croyons devoir les décrire en les recommandant spécialement à l'attention des élèves. Ce sont les descriptions des bulles ou globules des différents corps, air, eau, matières grasses, etc.

§ 1.

BULLES D'AIR.

Lorsque, dans la préparation de l'objet, on applique le couvre-objet parallèlement à l'autre lame de glace au lieu de l'appliquer par un de ses bords et de l'incliner ensuite progressivement jusqu'à lui faire recouvrir l'objet, on emprisonne plus ou moins d'air. Cet air, s'il est en quantité considérable prend toujours une forme lobée spéciale, les bords sont toujours terminés par des lignes courbes ; de plus, les petits objets qui sont plongés dans l'air présentent sur leurs bords des ombres très fortes, à cause de leur réfringence beaucoup plus grande. Ces deux caractères suffisent toujours pour qu'on ne puisse s'y tromper.

Si l'air emprisonné se trouve en assez petite quantité pour ne pas être pressé par les lames de verre, il prend une forme parfaitement sphérique analogue à celle des globules mercuriels. On aperçoit alors une image circulaire à bords très nets et très ombrés, le centre seul est lumineux. Il est nécessaire d'expliquer cet effet.

Pour cela, observons que s'il était possible de faire une lentille biconvexe avec une substance moins réfringente que l'air, cette lentille produirait absolument les mêmes effets qu'une lentille biconcave ordinaire, elle aurait donc un foyer virtuel du côté de l'objet.

Une sphère d'air dans l'eau se trouve précisément dans ces conditions. Le rayon A B (fig. 15), passant par le centre, n'est point dévié. Le rayon voisin C D est un peu dévié, mais il peut encore pénétrer dans l'objectif, c'est pour cela que le centre du globule est éclairé. Quant au rayon E H il est rejeté en dehors, l'œil ne reçoit donc aucun rayon lumineux de la partie périphérique qui, dès lors, paraît noire.

Si, après avoir mis au point le globule, on vient à l'éloigner du microscope, le point lumineux central s'étend et va bientôt recouvrir tout le globule en perdant de son intensité. Si, au contraire, on rapproche le microscope du globule, le point lumineux devient beaucoup plus net sur ses bords jusqu'à une certaine position, au-delà de laquelle il s'étend de nouveau. Ces phénomènes qui sont spécifiques pour les petits globules formés par un corps moins réfringent que le milieu qui les entoure, s'expliquent facilement. Les rayons voisins de A B et qui pénètrent dans le microscope ont un foyer virtuel en F.

Si le miroir est tourné vers le ciel, en rapprochant progressivement le globule de l'objectif, il arrivera un moment où l'image du ciel F sera au point. Cette image sera nécessairement très nette et circulaire. Si à ce moment nous venons à hausser ou baisser le microscope, l'image sera représentée par un cercle plus ou moins agrandi et moins lumineux. Il est facile de voir maintenant que si, après avoir mis le globule au point, nous l'éloignons du microscope, le foyer F sera encore moins au point que précédemment, et le cercle qui le remplace devra s'agrandir encore.

Cette explication est tellement vraie que si on dirige le miroir plan de manière à recevoir dans le microscope des rayons provenant d'objets situés à l'horizon, comme une cheminée ou les barreaux d'une fenêtre, on voit très nettement l'image de ces objets en mettant l'image F au point. Seulement cette expérience est assez difficile surtout pour les petits globules à cause du rapprochement de leur foyer virtuel, et par conséquent de la petitesse de l'image.

On peut produire le même effet d'une manière beaucoup plus tranchée au moyen de l'expérience suivante :

On agite fortement ensemble entre les deux lames de verre une goutte d'huile et une très petite quantité d'eau. Il se forme une grande quantité de bulles d'eau moins réfringente que l'huile qui les entoure. Les conditions sont donc les mêmes, aussi observe-t-on tous les phénomènes que nous venons de décrire, mais avec cet avantage que l'indice de réfraction de l'huile par rapport à l'eau étant bien moins considérable que celui de l'eau par rapport à l'air, le foyer virtuel des bulles d'eau est beaucoup plus éloigné et les images sont beaucoup plus grandes. On est donc obligé de baisser beaucoup plus le microscope, le globule d'eau cesse complétement d'être au point, et se trouve remplacé par une image parfaite des objets ou des personnes qui se trouvent devant le miroir. On observe même que toutes les images ne sont pas au point en même temps, et ne sont pas également grandes, parce que les gros globules ayant un foyer plus long forment nécessairement leur image sur un plan inférieur à celui sur lequel se trouvent les images que donnent les petits.

§ 2.

GLOBULES DE MATIÈRE GRASSE.

Les corps gras liquides peuvent aussi se trouver en masses plus ou moins considérables dans les préparations. Ils prennent également la forme lobée terminée par des lignes courbes, et sous ce rapport pourraient se confondre avec l'air ; mais on les distingue de suite à la transparence des petits objets qu'ils peuvent renfermer.

Si le corps gras est en assez petite quantité pour ne pas être pressé par les verres, il prend la forme sphérique, et apparaît au microscope sous la forme d'un cercle dont le centre est lumineux et les bords fortement ombrés. Cet effet, qui est le même que pour l'air, s'explique d'une manière différente.

Le rayon VZ (fig. 14) traverse la petite sphère de corps gras sans déviation. Le rayon SV très-voisin est dévié, mais peut encore pénétrer dans l'objectif, le point A de l'objet paraîtra donc encore éclairé. Le rayon extrême S'H, trop dévié ne pourra rencontrer l'objectif, dès lors le point U paraîtra obscur.

Il est facile de voir de suite que si on vient à éloigner le microscope de l'objet, on finira par mettre au point le foyer V. A ce moment, la tache blanche centrale atteindra son maximum de netteté, elle perdra donc en lumière et gagnera en diamètre, quel que soit le sens dans lequel on fasse mouvoir le microscope à partir de ce point. Si donc, lorsque le globule est au point, on vient à baisser le tube du microscope, on s'éloignera de mettre le foyer V au point, l'image circulaire du ciel s'agrandira donc encore, en devenant obscure.

En résumé, si on met l'un à côté de l'autre sur le porte-objet un globule graisseux et un globule d'air, et si après avoir mis au point on élève le microscope, le centre du globule d'air s'assombrira, tandis que le centre du globule de graisse s'éclaircira jusqu'à l'instant où on aura mis son foyer au point. Si au contraire on abaisse le microscope, le centre du globule graisseux s'assombrira, et le centre du globule d'air s'éclaircira jusqu'au moment où on aura mis son foyer virtuel au point. Inutile d'ajouter que si pour le globule gras on dirige le miroir vers les objets situés à l'horizon, on pourra aussi obtenir leur image, mais *renversée* par rapport à l'image produite par le globule d'air dans l'eau ou d'eau dans l'huile.

Pour rendre l'explication de ces phénomènes facile à comprendre, nous avons supposé le cas très fréquent où l'on observe des corps gras. Mais il est bon de remarquer que toutes ces opérations prouvent seulement qu'on examine des globules formés par une substance plus ou moins réfringente que le milieu qui les entoure. En variant les liquides on obtiendrait les mêmes effets, il en serait de même avec des corps solides convexes comme les petits grains d'amidon, ou concaves comme les globules sanguins. Comme il n'existe pas de liquides moins réfringents que l'eau, l'expérience est probante pour les bulles d'air qui ont d'ailleurs un aspect particulier que l'habitude fait vite saisir ; mais comme on peut rencontrer un grand nombre de liquides plus réfringents, elle ne suffit pas pour permettre d'affirmer qu'on a sous les yeux un globule gras, il faut s'assurer en outre que ce globule est soluble dans la benzine et dans la potasse, etc.

CHAPITRE II.

Observations relatives à la Physiologie.

—

§ 1er.

CORPUSCULES SANGUINS.

Lorsqu'on examine une petite goutte de sang, on aperçoit dans ce liquide, homogène en apparence, une multitude de petits corps qui nagent dans le sérum. Ces corps ont été désignés sous les noms de globules ou disques sanguins ; mais ces dénominations sont toutes deux impropres, en effet la première ne peut s'appliquer qu'à des corps sensiblement sphériques, et les corpuscules sanguins sont aplatis ; la seconde donne, il est vrai, une idée plus exacte de la forme des corps qui nous occupent quand on les considère chez les mammifères, mais elle n'est plus acceptable quand il s'agit des autres animaux chez lesquels les corpuscules sont des ovoïdes aplatis. La dénomination que nous adoptons est donc préférable parce qu'elle n'a pas de signification préétablie.

Les corpuscules sanguins sont tellement nombreux dans le sang qu'ils se recouvrent les uns les autres, quelque mince que soit la couche comprise entre les lames de verre. Aussi pour pouvoir les observer convenablement faut-il étendre le sang de cinq à six fois son volume au moins. Lorsqu'on veut examiner des corpuscules parfaitement normaux, le seul liquide convenable pour diluer la préparation est le serum incolore d'une saignée. Dans d'autres cas on emploie avec succès de l'eau fortement sucrée, ou une solution de sulfate de soude. L'eau pure les déformerait, ainsi que nous le verrons plus loin.

Les corpuscules sanguins. (fig. 16, A), se présentent tout d'abord sous la forme de corps circulaires, diaphanes, d'un diamètre très peu variable et qui, dans les plus grands écarts, atteint de 0,006 à 0,008, aussi faut-il pour les examiner employer un grossissement de 3 à 500 diamètres. Ils ont manifestement une teinte jaune rougeâtre, qui n'est autre chose que la couleur du sang vu sous une très faible épaisseur. Leurs bords sont parfaitement réguliers, leur surface présente une teinte uniforme, et il est bon de remarquer de suite ici que cette netteté dans les caractères extérieurs se rencontre surtout dans les productions physiologiques, aussitôt, en effet, qu'on examine un produit morbide ou général elle disparaît.

Lorsqu'on vient à hausser un peu le corps du microscope après avoir mis scrupuleusement au point, on voit se former au centre de chaque corpuscule une tache noire qui s'étend de plus en plus (fig. 16, B). C'est cette tache qui a été prise par quelques observateurs pour un noyau analogue à celui que l'on rencontre dans le sang d'un grand nombre d'animaux.

Si, au contraire, on baisse le corps du microscope, on voit le centre s'éclaircir, tandis que les bords prennent une teinte plus sombre (fig. 16, D).

Si l'on provoque des courants un peu énergiques dans la préparation en pressant sur le couvre objet, les corpuscules se déplacent facilement et sans exception, ils n'adhèrent donc pas au verre. Pendant la durée de ce déplacement, ils prennent différentes positions et présentent différents aspects (fig. 16, E). On reconnaît alors facilement qu'ils ont la forme de lentilles bi-concaves, dont les bords sont arrondis. La largeur de ces bords est de 0,0025. Quand à la concavité, on l'aperçoit très-bien lorsque le corpuscule se présente de trois quarts : on remarque alors que les deux concavités sont le plus souvent inégales, l'une augmentant aux dépens de l'autre. Cette dernière peut même quelque fois être remplacée par une surface plane ou même convexe.

Il est facile maintenant de s'expliquer pourquoi le centre des corpuscules devient alternativement brillant ou noir, suivant qu'on baisse ou qu'on hausse le corps du microscope ; il suffit pour cela d'admettre, ce que du reste nous prouverons plus loin, que la substance qui les forme est un peu plus réfringente que l'eau ; on devra dès lors observer tous les phénomènes produits par une lentille concave plus réfringente, ou par une lentille convexe moins réfringente que le milieu environnant, et nous renvoyons pour ces détails à l'étude déjà faite des globules d'air dans l'eau, ou mieux encore des globules d'eau dans l'huile.

Il est à remarquer cependant que les courbures du corpuscule sanguin peuvent très-bien ne pas être aussi régulières que la surface parfaitement sphérique d'un globule d'huile ou d'eau, aussi les images qui avec ces premiers corps sont visibles même dans leurs moindres détails, deviennent-elles confuses avec les seconds. Il faut alors s'arranger de manière à avoir l'image très-lumineuse d'un corps d'une forme bien définie, comme par exemple la flamme d'une lampe, devant laquelle, pendant l'observation, on passe lentement un corps opaque comme un crayon. Quelquefois même lorsqu'on examine un corps tout-à fait irrégulier, il devient impossible de faire cette dernière expérience, on n'aperçoit plus qu'une tache blanche ou noire sur la partie centrale de l'objet, mais l'habitude acquise dans l'examen de corps plus réguliers fait bien vite reconnaître un phénomène identique, et empêche de prendre ces apparences pour des corps réels et opaques, ou pour des parties amincies. Elle permet même assez vite de juger approximativement du degré de réfringence des corps.

Il arrive très souvent, surtout quand on examine le sang extrait d'une piqûre, que les corpuscules sanguins s'accollent entre eux et présentent la forme d'une pile de pièces de monnaie. Cette disposition a même lieu, ainsi que le fait remarquer M. Donné, pour les corpuscules elliptiques à noyau; seulement, dans ce cas, les corpuscules forment une pile très oblique.

On admet généralement aujourd'hui que les corpuscules sanguins sont de petites outres sans ouvertures, formées par une membrane hyaline très-mince, contenant dans leur intérieur le liquide rouge auquel le sang doit sa couleur. Cette hypothèse rend assez bien compte de toutes les expériences que l'on peut faire sur ces corps. En effet, lorsque emportés par des courants très-fort, ils ont un défilé étroit à franchir, on les voit se plier, se courber en tous sens, et s'allonger avec la plus grande facilité. Ce fait est surtout remarquable quand on observe la circulation du sang dans un petit vaisseau. Ces corpuscules sont donc parfaitement souples.

Si on ajoute successivement de l'eau à la préparation, on observe que les concavités s'amoindrissent et le corpuscule finit par devenir complé-

3*

tement sphérique. Si l'on continue à ajouter du liquide, il se gonfle encore et finit par se briser. On ne voit plus alors que les débris très-tenus de l'enveloppe qui nagent dans le liquide uniformément coloré.

Tous ces faits sont faciles à expliquer, le liquide intérieur est évidemment en équilibre endosmatique avec le milieu dans lequel le corpuscule est plongé. Vient-on à ajouter de l'eau, l'équilibre est rompu et il doit y avoir endosmose de l'extérieur vers l'intérieur ; le corpuscule doit donc se gonfler progressivement, et même finir par se déchirer.

Si lorsque le corpuscule sanguin a été gonflé par l'eau, on cherche à produire les effets d'ombre et de lumière décrits plus haut, en haussant ou en baissant le microscope, on remarque qu'ils sont renversés ; c'est en haussant que le centre devient clair, par conséquent, le corpuscule, devenu sphérique, réfracte la lumière comme un globule graisseux ; par conséquent il est plus réfringent que le serum, et comme l'eau qui a pénétré dans son intérieur, n'a fait que diminuer sa densité relativement à celle du serum, on peut regarder comme prouvé que la réfringence du corpuscule sanguin normal est plus grande que celle de ce dernier.

Si on ajoute du sirop de sucre concentré à la préparation, l'équilibre endosmotique est encore troublé, mais en sens inverse, c'est-à-dire qu'il y aura endosmose de l'intérieur à l'extérieur. Dans ce cas le globule s'aplatit. J'ai remarqué un aplatissement semblable dans le sang des cholériques, mais je regrette de ne pas avoir pris de mesures.

Il est possible, en employant successivement l'eau et le sirop, de faire gonfler ou aplatir à plusieurs reprises les corpuscules, mais après un certain nombre de ces expériences, ils ne tardent pas à s'altérer. Toute leur surface se couvre alors de saillies aiguës en nombre variable, et qui paraissent n'être que des plissements irréguliers de la membrane qui les forme. Cette altération se produit du reste spontanément dans le sang tiré de la veine depuis quelque temps. Elle est également très-fréquente dans les sédiments sanguins de l'urine, il est donc nécessaire de s'en rendre l'observation familière.

L'action des autres réactifs sur les corpuscules sanguins est toujours complexe. Dans un travail fait en commun avec M. Roucher (annales de physique et chimie, 3e série, t. 23), sur la cause de la teinte rouge que détermine le sulfate de soude versé dans le sang veineux, nous avons examiné l'action d'un grand nombre de corps, et nous avons observé que les réactifs en général agissaient d'abord physiquement, comme nous l'avons décrit pour le sirop et l'eau, suivant leur degré de concentration ; et qu'ensuite ils exerçaient une action chimique **variable** selon chacun d'eux. C'est ainsi que l'iodure de potassium dissout rapidement les corpuscules sanguins ; il en est de même des carbonates alcalins, tandis que les bicarbonates, auxquels, ainsi qu'on le sait, le sang doit sa réaction alcaline, sont sans action immédiate sur eux.

Dans le cours de ces observations, nous avons eu bien souvent l'occasion de remarquer que l'altération ne portait d'abord que sur un nombre plus ou moins considérable de corpuscules, les autres restant intacts ; ce qui démontre que ces petits corps ne sont pas tous identiques, bien qu'ils nous apparaissent toujours avec la même forme.

Quelques poisons les détruisent rapidement, d'autres au contraire sont sans action sur eux. L'arséniate de soude est le sel qui les conserve le mieux, sans en excepter le sulfate de soude.

Lorsqu'on mélange à du sang une solution saline qui n'altère pas les corpuscules, ou du sirop, on observe que la teinte rouge sombre du sang passe au rouge artériel. Nous avons démontré dans le même travail que cet effet était dû à la présence dans le sérum de l'oxygène, qui, sous l'influence de la dissolution d'un nouveau corps dans le sérum, peut se porter en partie sur les corpuscules. Si en effet on vient à priver le sang d'oxygène en le faisant traverser pendant vingt-quatre heures par un courant rapide d'hydrogène, cet effet n'a plus lieu ;

mais il se reproduit de nouveau aussitôt qu'on laisse pénétrer un peu d'air.

Parmi les réactifs qui composent le laboratoire du micrographe, nous ne décrirons que l'action de l'acide acétique, qui dissout très rapidement les corpuscules. Ce caractère est souvent mis à profit pour les distinguer des globules muqueux ou purulents que le même réactif rend plus transparents, mais ne dissout jamais.

§ 2.

GLOBULES BLANCS DU SANG.

Si l'on défibrine doucement une saignée et qu'on dépose ensuite le sang dans un vase étroit, on remarque après vingt-quatre heures de repos que le liquide s'est séparé en deux couches de grandeur variable selon les individus, et surtout selon certaines maladies.

La couche supérieure est formée de sérum parfaitement limpide, la couche inférieure contient tous les corpuscules. La face supérieure de la couche inférieure ne présente pas la teinte rouge sombre générale, on y voit en effet une sorte de dépôt blanc jaunâtre très-mince présentant des solutions de continuité. Cette couche est formée exclusivement de globules blancs qu'il est facile de puiser à l'aide d'un tube effilé.

Les globules blancs du sang (fig. 17), sont de petites sphères formées par une substance transparente dans laquelle se trouvent comme englobés des corps opaques en nombre variable de 4 à 10, appelés nucléoles.

La surface de ces globules n'est pas lisse mais légèrement chagrinée. La substance hyaline empêche de voir distinctement les nucléoles, parce qu'elle réfracte inégalement la lumière à cause des irrégularités de sa surface, et parce qu'elle n'est pas parfaitement transparente, mais on lui donne cette dernière qualité en ajoutant de l'acide acétique. Il faut même alors une certaine attention pour découvrir les contours de cette substance devenue parfaitement diaphane et qu'au premier abord on pourrait croire dissoute. On peut alors observer dans leurs détails les nucléoles dont la forme est irrégulière ainsi que le nombre et le diamètre.

Les globules blancs du sang adhèrent très-facilement entre eux et forment des amas irréguliers ; ils s'attachent également avec facilité au porte-objet et par conséquent peuvent rester immobiles au milieu d'un courant assez fort. L'eau est sans action sur eux. Leur diamètre moyen est d'environ 0,008, mais on en trouve qui ont jusqu'à 0,01 ; les plus petits sont toujours plus volumineux que les corpuscules du sang.

Lorsqu'on observe du sang extrait d'une piqûre,

on a quelque peine d'abord à retrouver les corps qui nous occupent, mais la propriété qu'ils ont d'adhérer au porte-objet les fait distinguer assez vite, ils se présentent à cause de leur transparence relativement beaucoup plus grande que celle des corpuscules comme des espaces vides, que ces corpuscules évitent et contournent. C'est en examinant attentivement ces espaces qu'on trouve un amas plus ou moins considérable de globules blancs.

Suivant M. Donné qui les a le premier décrits, les globules blancs ne sont autre chose que des globules du chyle en voie de se transformer en corpuscules sanguins ; ce micrographe a pu même saisir le moment de la transformation et observer des globules intermédiaires entre ces deux états. Cette assertion de la part d'un aussi habile observateur mérite la plus grande attention ; cependant je dois dire que j'ai vainement cherché à la vérifier, je n'ai jamais été assez heureux pour voir un de ces globules de transition.

Il est impossible au micrographe de pouvoir distinguer les globules blancs des globules muqueux qui seront examinés plus tard ; leur texture est totalement identique, et les différences signalées entre ces deux produits par les auteurs reposent sur des caractères si peu importants et si variables qu'elles n'ont pas de valeur. Il est évident que les micrographes qui ont décrit séparément ces corps se sont surtout préoccupés de la différence de leur origine. En ne tenant compte que de l'observation qui seule peut et doit servir de point de départ pour connaître leur rôle, on ne peut que les confondre avec les globules muqueux, et il est dès lors rationnel de leur attribuer un rôle analogue à celui de ces derniers corps, malgré la différence des surfaces avec lesquelles ils se trouvent en contact ; différence qui n'est pas d'ailleurs aussi grande qu'on peut le croire au premier abord.

Lorsqu'on observe, en effet, la circulation dans la langue d'une grenouille, on remarque que les corpuscules sanguins ne vont jamais heurter ou cotoyer les parois des vaisseaux qui les contiennent, mais qu'ils s'en tiennent toujours à une certaine distance. Il existe donc là une couche d'une substance diaphane et analogue par sa densité et son indice de réfraction avec le sérum. La présence de cette couche est encore mieux démontrée par les globules blancs (assez nombreux chez la grenouille) qui viennent à la toucher. Cette couche est en effet assez visqueuse pour permettre au globule blanc d'y adhérer et de résister au courant sanguin ; celui-ci se borne à les faire lentement rouler sur cette surface invisible, mais dont l'existence se trouve ainsi constatée.

Il est probable que cette couche est formée par

une substance visqueuse destinée à diminuer le frottement qui se produirait entre le liquide sanguin et la paroi vasculaire.

On ne conçoit pas au premier abord l'existence d'un frottement entre un liquide et un solide, mais le fait existe cependant. On sait combien l'expectoration devient pénible lorsque, dans la première période de la bronchite, la secrétion muqueuse est tarie. Dans les empoisonnements par les acides, les vomissements sont excessivement difficiles à cause du changement provoqué dans le mucus œsophagien par le corps toxique, aussi est-il de régle dans ce cas de les faciliter à l'aide de boissons alhumineuses ou huileuses. L'enduit muqueux, dont la surface extérieure des poissons est couverte, est évidemment destiné à favoriser leur glissement dans l'eau, c'est-à-dire à diminuer le frottement entre leur corps et ce liquide ; il nous serait facile de multiplier de semblablés exemples.

Si maintenant on réfléchit à l'énorme surface de frottement qui existe entre le sang et les capillaires, on sera peu surpris que toutes les circonstances qui peuvent favoriser le glissement se rencontrent dans les vaisseaux, fussent-elles même très minimes.

Nous admettrons donc dans les vaisseaux un corps qui joue le rôle du mucus sur les muqueuses, et si d'autre part on remarque que de toutes les séreuses la séreuse vasculaire est celle qui se rapproche le plus des muqueuses, en ce sens que si elle ne s'ouvre pas directement dans l'air extérieur, elle est continuellement en contact intime avec ce gaz dissous en grande quantité dans le sang, on n'éprouvera plus de difficulté à admettre que nonseulement des globules blancs du sang ont une texture identiquement semblable à celle des globules muqueux, mais qu'aussi ils appartiennent à la même famille.

Jusqu'à présent, on n'a trouvé aucun moyen de doser les globules blancs; on pourrait croire qu'en laissant reposer du sang défibriné, il serait possible, à l'aspect de la couche de globules blancs, de juger approximativement de leur quantité; il n'en est rien, l'expérience m'ayant démontré qu'il en existe en grand nombre qui n'ont pas gagné la surface. Le seul moyen de résoudre le problème serait de compter le nombre de globules blancs par rapport à celui de quelques centaines de corpuscules. Ce rapport, qui est déjà un précieux indice, se changerait en un nombre absolu pour le dosage des corpuscules. Cette opération qui peut paraître fort longue aux personnes étrangères aux observations microscopiques, ne l'est cependant pas beaucoup, surtout si l'on s'aide de fils convenablement entre-croisés dans l'oculaire. Elle est certainement bien plus rapide que le dosage des éléments du sang, et m'a fourni quelques résultats, mais en trop petit nombre pour que je puisse donner des chiffres.

§ 3.

GRANULES MOLÉCULAIRES. —GLOBULES DU CHYLE.

On trouve dans le sang de petits corps peu nombreux et entièrement semblables à ceux que nous avons vus englobés dans la substance diaphane qui forme les globules blancs. Si, pour ces derniers corps, on veut bien admettre les explications données plus haut, il est facile de voir que l'économie doit chercher à se débarrasser des produits de cette excrétion mêlée au sang, et que, pour y arriver, les globules blancs doivent se dissoudre. La substance diaphane, qui est la moins dense et la plus attaquable par les réactifs, se dissout la première, et dès lors les nucléoles flottent isolés en attendant qu'ils soient dissous à leur tour.

On trouve aussi dans le sang, surtout après la digestion, des globules analogues à ceux du chyle. Ce dernier liquide étant versé directement dans le sang, il doit nécessairement en être ainsi. Ces globules ne sont autre chose que de petites sphères de graisse, ainsi qu'il est facile de s'en assurer au moyen des caractères indiqués plus haut pour les corps gras. Ces globules du chyle disparaissent très-vite, soit qu'ils se transforment en corpuscules sanguins ; mais ici encore on ne peut observer des globules de transition : soit, ce qui paraît plus probable, qu'ils soient dissous dans le sérum à l'aide des carbonates alcalins que contient ce dernier.

Quelquefois, par suite d'un état pathologique, les globules du chyle cessent de se dissoudre dans le sérum, et le sang acquiert alors les teintes que peuvent présenter des mélanges de sang normal et de lait. Dans ce cas, il est fort probable que le sérum perd de son alcalinité, ou que même il devient neutre ou légèrement acide. L'acidité d'un sang laiteux a même été constatée (Mareska-Gazette médicale, 1837, p. 510), et ce fait vient même à l'appui du rôle dissolvant que nous avons attribué aux alcalis contenus dans le sérum. Dans différents cas, sur 1,000 parties de sang, on a trouvé 10, 25, 30, 42, 50 et 117 de matières grasses. Cette proportion, du reste, doit varier suivant la proximité des repas.

§ IV.

ÉPITHÉLIUM.

La presque totalité de la surface des tissus qui composent le corps est recouverte d'une couche de substance cornée, destinée à protéger ces tissus contre les corps extérieurs. Cette couche a reçu le nom d'épithélium. C'est elle qui, malgré sa faible épaisseur, suffit pour empêcher la pénétration des venins et des virus, c'est probablement son absence dans les cellules pulmonaires qui rend si facile par la respiration, l'empoisonnement miasmatique et la contagion.

On distingue trois sortes d'épithéliums. L'épithélium pavimenteux, l'épithélium cylindrique et l'épithélium vibratil.

I. *Epithélium pavimenteux*.

L'épithélium pavimenteux (fig. 20) se compose de larges plaques très-minces, transparentes, pointillées et plissées irrégulièrement, de telle sorte que si après avoir examiné un feuillet épithélial à plat, on vient à l'examiner sur la tranche, il présente toujours une épaisseur apparente, beaucoup plus considérable que son épaisseur réelle.

La forme la plus commune des feuillets épithéliaux est celle d'un ovale irrégulier, leur contour est toujours une courbe à moins qu'ils n'aient été déchirés. Leur diamètre est de 0,04 à 0,05. Au centre du feuillet se trouve un corps plus gris, unique, toujours ovale et d'un diamètre de 0,006 à 0,009 environ, c'est le noyau ou nucléole qui ne paraît être qu'un renflement de substance épithéliale elle-même, et qui probablement sert de point d'attache au feuillet.

Les petites écailles épithéliales sont souvent appelées cellules par quelques auteurs qui réellement ont prodigué ce mot. Il n'y a de cavité ni dans l'épithélium, ni dans le globule de muco-pus ; tous ces éléments, malgré la dénomination de cellules, sont des corps pleins dans lesquels sont englobés les nucléoles. Le corpuscule sanguin, au contraire, est une véritable cellule ainsi que ses propriétés endosmotiques le démontrent.

Après un certain temps, l'épithélium se détache et est remplacé par de nouveaux feuillets secretés en dessous. Cette desquammation se fait périodiquement et d'une seule pièce pour certains animaux, pour l'homme, au contraire, elle est incessante. Cependant, on voit quelquefois des plaques considérables d'épiderme se détacher d'une seule pièce, pendant la convalescence de certaines maladies.

Le moyen le plus simple pour se procurer de l'épithélium pavimenteux consiste à racler la langue avec le dos d'un scalpel. On obtient ainsi un liquide blanchâtre qui entre autres produits contient un nombre considérable de feuillets épithéliaux. Ces feuillets se rencontrent encore dans l'urine, dans le mucus vaginal, etc.

C'est également l'épithélium pavimenteux qui recouvre la surface externe du corps, seulement les feuillets, au lieu d'être isolés et séparés les uns des autres comme sur les muqueuses, sont soudés intimément entre eux, et il devient impossible de les distinguer; mais dans certaines maladies, la désagrégation a lieu spontanément, on trouve alors mélangés au pus des feuillets épithéliaux identiques à ceux des muqueuses.

Tel est par exemple le clou de Biskara dans le pus duquel on trouve continuellement un nombre considérable de jeunes feuillets pavimenteux.

C'est également l'épiderme qui forme les cors et autres productions de ce genre; les verrues, au contraire, ont une structure toute différente et bien plus complexe.

Le feuillet épithélial parcourt plusieurs phases avant d'arriver à un développement complet. Il n'est pas rare de rencontrer de jeunes écailles pavimenteuses, qui diffèrent assez de celles que nous avons décrites (fig. 20, A), elles sont en effet plus petites, plus circulaires, moins plissées et moins pointillées; leur transparence est plus grande, leur noyau paraît aussi plus circulaire, relativement plus grand, et plus transparent; il est toujours unique (sauf le cas rare de soudures faciles à reconnaître). Enfin, la potasse les dissout, l'acide acétique faible les rend plus transparentes, et l'eau iodée les colore en jaune comme les grands feuillets. Cette dernière réaction prouve que la substance de l'épiderme est azotée ; l'analyse démontre en effet qu'elle est analogue à la corne, aux cheveux et aux ongles.

Enfin, l'épithélium pavimenteux forme des tumeurs très fréquentes et très redoutables à cause de la facilité avec laquelle elles récidivent et envahissent les tissus. Ces cancers épithéliaux sont entièrement formés par les feuillets que nous avons décrits, sans qu'on puisse trouver entre ces deux éléments histologiques la moindre différence importante. Ces tumeurs sont donc totalement différentes du cancer véritable, et cependant ces deux maladies ont été si longtemps confondues par les chirurgiens, que leur identité étant admise comme principe certain, on a fait un grave reproche au microscope de trouver une différence aussi grande entre elles ; tandis qu'il était bien plus naturel de reconnaître qu'on avait confondu jusque là deux affections, semblables il est vrai sous beaucoup de rapports, et cependant fort différentes au point de vue anatomo-pathologique.

Il est fort important de s'exercer à reconnaître des fragments et débris d'épithéliums. Ces corps se rencontrent en effet à chaque instant. On en trouve, par exemple, en grande quantité parmi les nombreuses substances qui forment la poussière des appartements.

On rencontre l'épithélium pavimenteux sur toutes

les séreuses, sur toute la surface cutanée, et au commencement des muqueuses. Il est le seul dont les lamelles aient la propriété de pouvoir s'empiler en grand nombre, et de pouvoir former un organe protecteur contre les violences extérieures.

II. — *Epithélium cylindrique.*

L'épithélium cylindrique (fig. 21.) a la forme de pyramides très allongées, dont le sommet est mousse ainsi que les arètes. Ces dernières sont au nombre de cinq ou six. Si la cellule cylindrique se développait isolément, elle serait conique; c'est la pression latérale des autres cellules qui lui donne la forme prismatique. On conçoit donc combien cette forme doit être irrégulière.

A peu près au milieu de la cellule, on observe un noyau qui présente toutes les variétés de forme et tous les caractères qu'offrent les noyaux des lamelles. Le grand axe de ce noyau, qui est ordinairement ovale, correspond au grand axe de la cellule; assez souvent cette dernière, au niveau du noyau, se trouve plus étroite que le noyau lui-même, qui alors fait saillie de chaque côté; dans ce cas, la cellule paraît étranglée au-dessus et au-dessous.

Il arrive fort souvent que l'extrémité qui correspond à la base de la pyramide, se trouve formée comme par une partie sur-ajoutée, laquelle est limitée par une ligne fort apparente, et correspondant à une perte de substance sur le bord de la cellule. Il existe en effet, là, une sorte de sillon plus ou moins profond, et qui règne sur tout le pourtour. Souvent encore, cette sorte de tête est rendue plus visible par la manière dont sont réparties les fines granulations qu'on remarque sur toute la cellule.

Les cellules cylindriques sont juxtaposées les unes contre les autres, et tournées de telle sorte que leur extrémité pointue se trouve implantée dans la muqueuse; la base de la pyramide, au contraire, forme le côté libre.

Si on regarde un lambeau d'épithélium cylindrique posé à plat sur le porte-objet, et qu'on mette au point la base des cellules, on peut confondre celles-ci, au premier abord, avec les cellules pavimenteuses, mais il est facile d'éviter l'erreur; en effet, tandis que dans ces dernières le noyau et le contour de la cellule peuvent être mis au point simultanément, cela est évidemment impossible pour la cellule cylindrique, et cette différence de niveau du noyau et de la base devient d'autant plus sensible qu'on se sert d'un objectif plus puissant.

Dans l'intestin grêle de l'homme, les cellules ont environ 0,02 de long; leur largeur à l'extrémité libre est de 0,004 à 0,005. Cette largeur est moindre dans le foie, le pancréas, moindre encore dans l'estomac, mais beaucoup plus grande dans la vésicule biliaire.

On a supposé également que l'épithélium cylindrique était formé de cellules, et cette dernière dénomination est aujourd'hui tellement adoptée qu'on ne peut songer à la remplacer. Nous la conservons, mais en rappelant qu'elle a été donnée bien plus pour satisfaire une théorie que pour donner une idée juste et une dénomination exacte. Le mot cellule, du reste, n'entraîne pas nécessairement chez les auteurs allemands l'idée de cavité actuellement existante ; il suffit que la cavité ait pu exister. On est conduit, dès lors, à décrire des cellules pleines, ce qui, je le crois, est parfaitement le cas des cellules épithéliales.

L'épithélium cylindrique est l'épithélium des muqueuses ; on le rencontre dans le tube digestif depuis le cardia jusqu'à l'anus, dans le canal de l'urètre, le canal déférent, etc., etc. L'épithélium cylindrique se rencontre en grande quantité dans les matières fécales. J'ai eu bien souvent l'occasion de constater que les selles riziformes des cholériques ne contenaient que cet épithélium et quelques rares produits muqueux.

On voit que l'épithélium cylindrique, tout en différant par sa forme de l'épithélium pavimenteux, présente néanmoins avec ce dernier une analogie

complète de texture, de position et de composition ;
imaginons qu'une lamelle pavimenteuse soit comprimée latéralement pendant son développement,
et nous obtiendrons ainsi une cellule cylindrique.
Cette parenté entre les deux épidermes que nous
venons de décrire est encore démontrée par l'existence de certaines cellules, qui ont une forme intermédiaire entre les deux types principaux, et qui
semble servir de transition de l'un à l'autre. Tel est
l'épithelium du cardia et celui de certains points
des organes génito-urinaires ; à l'anus, au contraire,
les deux épithélium se succèdent brusquement et
sans aucune transition.

III. *Epithélium vibratil.*

L'épithélium vibratil est composé de cellules cylindriques sur l'extrémité libre desquelles se trouvent implantés de petits corps ayant la forme d'un
cil, et que pour cette raison on a nommé cils
vibratifs. Ces corps sont transparents, plus ou
moins longs, suivant le siége qu'ils occupent et
l'animal sur lesquels on les observe. Ils paraissent
homogènes ; cependant on observe sur les plus
volumineux des stries longitudinales. Ces cils ont
été comparés par tous les auteurs aux dents d'un
peigne. Si on les observe sur une cellule récemment
détachée de la muqueuse, on les voit agités

d'un mouvement très-vif et très-énergique. Si l'un d'eux peut s'arc-bouter contre un objet solide, la cellule est vivement repoussée, et même dans un liquide on voit cette dernière s'agiter en tout sens, parce qu'ils agissent à la manière de rames. Ce mouvement de la cellule est, du reste, bien différent du mouvement d'un animal ; en effet, tandis qu'on voit chez ce dernier tous les appendices locomoteurs agir tous dans la même direction, de manière à ce que l'animal puisse atteindre un but ou éviter un danger, on voit les cils s'agiter de telle sorte que les mouvements qu'ils impriment se contrarient, et la cellule marche au hasard, tantôt d'un côté, tantôt de l'autre. Ordinairement le cil se courbe dans le sens que doit lui donner la résistance de l'eau. Cette courbure est d'autant plus forte qu'on se rapproche davantage de la pointe, tant parce que le diamètre du cil devenant moindre, il est naturel de le supposer plus flexible, que parce que la vitesse de chacun de ses points est d'autant plus grande qu'on s'éloigne plus de la base qui est fixe. Dans ce cas, on peut supposer que les muscles qui le meuvent sont insérés à la base, comme le pense Ehremberg. On remarque, en outre, que la pointe du cil peut se mouvoir seule, et quelquefois on lui voit prendre momentanément une courbure inverse de celle que la résistance du liquide lui donnerait ; dans ce cas il faut bien admettre que le

cil contient dans son épaisseur un appareil loco-
moteur. Ce mouvement des cils vibratils dure fort
longtemps après que la cellule a été détachée. On
peut l'observer après plusieurs heures chez les
animaux à sang chaud, et après un jour chez les
animaux à sang froid ; il est à remarquer que l'o-
pium ne le détruit nullement, effet qui serait certainement produit s'il était dû à un appareil de
muscles et de nerfs analogues à ceux qui produisent
les mouvements ordinaire. L'ammoniaque, au contraire, ainsi que les acides, crispent les cils et les
paralysent.

On observe ces singuliers organes dans toute la
série animale. Un assez grand nombre d'infusoires
n'ont pas d'autres moyens de locomotion. Si l'animal est trop gros pour pouvoir se mouvoir de cette
manière, les cils provoquent autour de lui des
courants qui charrient sans cesse vers la bouche les
particules solides qui font sa nourriture. On observe
très-bien ces courants dans de l'eau rougie par du
carmin. Chez les animaux supérieurs, les cils sont
destinés également à mouvoir dans une direction
déterminée les liquides qui baignent la surface
des muqueuses ; aussi ne les rencontre-t-on que là
où un liquide doit cheminer le long d'une membrane. Tels sont : l'appareil olfactif, dans lequel
les mouvements produits favorisent l'olfaction ; la
conjonctive (chez l'homme seulement, à cause de

la stase que déterminerait dans la partie déclive des paupières la situation verticale) ; la trompe d'Eustache ; le larynx, la trachée et les bronches, dans lesquels ce mouvement fait remonter vers la glotte, pour être rejetées au dehors, les mucosités mélangées de toutes les poussières inspirées avec l'air ; et chez la femme la muqueuse utérine et celle des trompes. On trouve également de l'épithélium vibratil dont l'usage est inconnu. Tel est celui qui tapisse les ventricules du cerveau et certaines séreuses chez quelques reptiles.

Pour étudier le mouvement vibratil, il faut l'observer d'abord sur des cils volumineux, tels sont ceux qui tapissent les branchies des mollusques bivalves et de la moule ou de l'huître en particulier. Il suffit de couper avec des ciseaux un petit fragment de l'un des feuillets branchiaux et de l'écraser entre deux verres pour voir les cils s'agiter avec violence sur les cellules détachées. Le mouvement est quelquefois si vif qu'il faut, pour pouvoir l'étudier, ajouter une solution visqueuse de gomme. Les cils de l'huître ont jusqu'à 0,03 de long, on peut donc les observer facilement, d'abord avec un grossissement de 150 à 200 diamètres, et employer progressivement des pouvoirs amplifiants plus considérables. Cette préparation est sans contredit une des plus curieuses que l'on puisse faire, aussi frappe-t-elle toujours profondément les personnes qui la voient pour la première fois, surtout lorsqu'on rend les courants très-apparents au moyen du carmin.

On étudie ensuite les cils vibratils plus fins, tels que ceux qui recouvrent la langue de la grenouille et qu'on peut étudier sur l'animal même, en observant les bords de cet organe étendu pour voir la circulation.

Chez l'homme, on rencontre quelques cellules vibratiles dans les mucus bronchique, nasal ou oculaire; mais le plus souvent les mouvements des cils ont cessé. Il n'en est pas de même si on vient à râcler la surface d'un polype extrait récemment du nez, ou si, plus simplement, on promène un peu profondément sur la cloison de cet organe un corps convenable, tel qu'une plume taillée et recourbée.

§ 5.

ZOOSPERMES.

Lorsqu'on examine avec un grossissement de 3 à 400 diamètres, le sperme d'un individu adulte, on aperçoit un grand nombre d'animalcules qui, lorsque la viscosité du liquide ne s'y oppose pas, se meuvent avec une grande rapidité. Ces animalcules que l'on rencontre toujours dans le sperme fécond (fig. 22) ont été trouvés chez tous les animaux, sauf de rares exceptions qui sont probablement dues à la difficulté de la recherche. Dans les plantes, au contraire, rien de semblable n'existe dans la liqueur pollinique, et les prétendus zoospermes trouvés par quelques observateurs dans la fovilla, sont simplement des granules ou corpuscules de formes variables agités par le mouvement Brownien.

On compare avec assez de raison les zoospermes de l'homme à des têtards, et cette comparaison suffit pour faire comprendre ce qu'on appelle la tête (ou mieux le corps) et la queue du zoosperme.

Le tête de ces animalcules est un petit corps plus long que large, présentant à sa partie postérieure un renflement qui naît assez brusquement. Sa forme est celle d'un ovoïde présentant à sa partie moyenne un léger étranglement qui sépare la partie postérieure plus grosse de la partie antérieure plus petite et surtout plus aplatie. Cet étranglement est visible surtout quand l'animal est couché sur le côté, car l'aplatissement est bien plus considérable de haut en bas que latéralement.

Il arrive assez souvent qu'on peut constater sur la tête des spermatozoïdes un sillon plus ou moins profond et antéro postérieur. Ce sillon semble aller jusqu'à l'extrémité de la partie aplatie ou rostre de l'animal, auquel on ne peut trouver ni bouche, ni estomac, ni organes de vision. On remarque seulement qu'il est symétrique et que la substance qui le forme est très-réfringente, car pour peu qu'on éloigne la préparation de l'objectif, on voit le centre du corps et la partie médiane de la queue s'éclairer vivement (voir l'article globules gras). On peut comparer assez bien le corps des zoospermes à un pépin de raisin qui serait un peu aplati. D'autres zoospermes, quoique parfaitement vivants, semblent ou n'être pas développés complétement, ou présenter une forme monstrueuse, tels sont ceux par exemple qui ont exactement la forme d'une raquette, et qui sont assez communs. Voici quelles sont les dimensions moyennes des différentes parties de la tête du zoosperme chez l'homme.

Longueur.	0,0045
Largeur	0,0035
Epaisseur du corps.	0,002
Epaisseur du rostre ou partie antérieure.	0,001

La partie postérieure du corps est terminée par une surface courbe très-régulière au milieu de laquelle s'insère la queue. Cet appendice présente près de son insertion un ou deux renflements à peine visibles. Dans quelques cas même, il m'a été impossible de les apercevoir. Au delà, elle s'amincit uniformément, au point qu'on ne peut plus la voir, bien qu'elle ait encore assez de force pour mouvoir de petits objets. La queue des zoospermes est donc un cône très-allongé, caractère important qui permet de la distinguer d'une multitude de corps filiformes qui sont ordinairement cylindriques. On ne peut constater du reste dans cet organe aucune texture, on voit seulement que la substance qui la forme est très-réfringente.

Il arrive fort souvent que l'on trouve des débris de membrane adhérents à la queue, surtout près de son insertion, ce qui est dû vraisemblablement aux nodosités qu'elle présente en ce point. Ces débris sont très-communs, et ce sont eux que l'on prend quelquefois pour ces nodosités elles-mêmes : un examen attentif permet facilement de les reconnaître. Ces membranes paraissent provenir des tubes dans lesquels les zoospermes se sont formés. On rencontre même quelquefois de ces derniers chez lesquels la queue, dans sa première moitié, est entourée d'un tube membraneux, irrégulier, mais complet, et dont l'animalcule ne peut se dégager.

La queue des zoospermes se brise facilement à son insertion. C'est elle qui, par ses mouvements rapides, fait avancer l'animalcule. Sa longueur est d'environ 0,05, et son épaisseur de 0,0004 vers la base.

Les zoospermes se meuvent avec une grande rapidité, aussi ne peut-on bien les étudier que dans le sperme non étendu d'eau et dont la viscosité est destinée à les empêcher de se mouvoir. On peut également examiner de préférence ceux chez lesquels la vie s'éteint. Leur locomotion n'est pas intelligente comme celle des infusoires, on les voit souvent venir frapper pendant longtemps contre un obstacle qui leur serait facile d'éviter, et qu'ils ne finissent par franchir que par hasard.

On a longtemps discuté pour savoir si les zoospermes étaient des animaux, ou des germes susceptibles de se développer seulement quand ils rencontrent des conditions favorables. Cette dernière hypothèse me semble la plus probable. Dans tous les cas, je ne ne saurais voir dans le zoosperme une cellule épithéliale munie d'un cil vibratil. Certes, si les usages auxquels sont destinés les éléments organiques doivent entrer pour quelque chose dans la classification de ces éléments, on doit reconnaître qu'il existe une immense différence entre le produit inerte destiné à protéger nos organes, et assimilable à un vêtement, et le zoosperme qui joue le rôle principal dans l'acte mystérieux de la fécondation. Il est bien plus probable que l'imperfection seule de nos organes et de nos instruments nous empêche de découvrir les détails de son organisation.

§ 6.

LAIT.

I.— *Lait normal.*

Le lait est une dissolution légèrement alcaline de caséïne, d'albumine, de sucre et de sels tenant en suspension de petites sphères appelées globules laiteux (fig. 28 A.). Ces globules sont formés par une matière grasse solide et transparente. Ce liquide dans lequel se trouvent ainsi réunis les types des substances assimilables nécessaires à une alimentation complète, doit aux globules gras qui nagent dans son sein la propriété d'être blanc et opaque. Ce double phénomène provient de ce que les globules de beurre, quoique parfaitement transparents, réfractent et réfléchissent la lumière dans tous les sens, à cause de leur forme et de leur pouvoir réfringent considérable : c'est du reste à la réunion irrégulière d'une grande quantité de petits corps transparens que la plupart des corps blancs doivent leur blancheur : tels sont par exemple le papier, les émulsions, les sépales du lys, la neige, le verre pilé, etc., etc.

Le diamètre des globules de lait est essentiellement variable, mais en général il ne dépasse pas une certaine limite. On en rencontre qui ont depuis 0,009 jusqu'à 0,001. Ces derniers sont vivement agités par le mouvement brownien.

Les globules du lait peuvent, surtout si la température est froide, s'écraser entre les lames de verre. La chaleur leur rend leur forme primitive. Il est facile de s'assurer, en mettant ces petits corps au delà ou en deça du point, qu'ils sont formés par une substance très-réfringente. Leur surface est assez lisse, néanmoins on s'aperçoit aisément que leur substance est solide et que leur transparence est plus grande à chaud qu'à froid.

Il arrive quelquefois qu'on réussit à souder deux globules entre eux, ou qu'on en rencontre qui sont accolés. Le plus souvent au contraire ils glissent les uns contre les autres sans contracter aucune adhérence.

Lorsqu'on abandonne du lait à lui-même, les plus gros globules gras ne tardent pas à monter à la surface, tandis que les plus petits sont retenus par la viscosité même du liquide.

Les micrographes ne sont pas d'accord sur la question de savoir si les globules gras du lait sont pourvus d'une enveloppe ou non. Quelques-uns pensent que ces globules sont organisés et que même ils ont une texture très-complexe. D'autres ont supposé qu'ils étaient formés par des gouttelettes graisseuses. Cette dernière opinion paraît bien plus se rapprocher de la vérité. Il est impossible d'apercevoir la membrane extérieure décrite par quelques micrographes, soit qu'on examine les globules intacts, soit qu'on cherche à voir les débris de cette membrane après avoir dissous les globules dans certains réactifs. L'eau iodée ne change nullement la teinte des globules, ce qui ne manquerait pas d'arriver, surtout sur les bords, s'ils étaient recouverts d'une enveloppe albumineuse qui ne fut pas par trop mince.

Il est bien certain d'autre part qu'on éprouve bien plus de difficultés à souder les globules entre eux, ou à les dissoudre dans l'éther que lorsqu'on cherche à faire la même opération sur les globules d'une émulsion. Il est excessivement probable qu'en glissant dans les conduits galactophores, les globules butyreux, d'abord formés par de simples gouttelettes de matière grasse, se couvrent du mucus qui tapisse ces parois, et se forment ainsi une enveloppe très-fine, qui n'est nullement organisée, mais qui suffit pour expliquer la difficulté qu'on éprouve à les dissoudre dans l'éther. La dissolution au contraire s'effectue sans peine dès que par l'action d'une solution alcaline, cette couche extérieure a été altérée.

II. — *Colostrum.*

Le lait est loin de présenter le même aspect quand on l'examine à des époques plus ou moins éloignées de l'accouchement. Le *colostrum* qui est secrété immédiatement, présente bien moins de globules gras. Ceux-ci sont gros et plus irréguliers, aussi la couleur du colostrum est-elle tout à fait différente de celle du lait.

Enfin, le colostrum contient des corpuscules sphériques spéciaux qui ont été désignés par les auteurs sous le nom de globules du colostrum, ou corps granuleux (fig. 28, C).

Ces petits corps sont très faciles à reconnaître ; ils semblent formés par la réunion de globules plus petits, parmi lesquels s'en trouvent qu'on reconnaît à leur réfringence pour être des globules gras. Ces globules deviennent plus transparents par l'action du vinaigre ; quelques-uns se ratatinent sous l'influence de ce réactif. On reconnaît facilement que leurs bords sont nets, dentelés, et qu'ils sont formés d'une substance molle.

Voici les diamètres que j'ai trouvés à ces globules de colostrum chez la femme, quelques jours après l'accouchement.

1° Corps granuleux avec granulations abondantes, bords nets et finement dentelés, diamètre 0,022.

Corps granuleux pyriforme. Grand axe 0,030.

Corps à granules très réfringents, 0,016.

Outre les corps que nous venons de décrire, on trouve encore dans le colostrum des fragments transparents, irréguliers, aplatis et finement pointillés qu'il est facile de reconnaître pour des fragments d'épithélium. Ces fragments proviennent de la desquamation de l'épiderme qui tapisse les conduits galactophores. Leur diamètre est naturellement très variable ; j'en ai observé dont les dimensions étaient 0,04.

III. — *Altérations diverses du lait.*

Le caséum étant dissous, ne peut être vu au microscope ; il n'apparaît que lorsque le lait est caillé, et il est complétement amorphe. Les fragments irréguliers qui le forment jaunissent fortement par l'eau iodée. Ces fragments englobent toujours une quantité plus ou moins considérable de globules gras.

Lorsque le lait est porté à l'ébullition, sa surface se recouvre d'une pellicule solide qui n'est autre chose que du caséum modifié dans sa nature par le contact de l'air et la chaleur. Un phénomène semblable se produit sur la paroi du vase qui a été chauffée. On trouve ordinairement des débris de ces pellicules qui nagent dans le sein du liquide, ce qui fournit un moyen de s'assurer que le lait a été chauffé.

Le lait est sujet à un grand nombre d'autres altérations, mais parmi celles-ci, il n'en est que fort peu qui réclament pour être reconnues le secours du microscope. Lorsqu'il est abandonné à lui-même pendant un certain temps, il ne tarde pas à se couvrir de moisissures abondantes, qui sont formées surtout par le *Penicillium glaucum*. Ce champignon, formé d'abord par des filaments blancs, produit lorsqu'il est arrivé à maturité, une quantité innombrable de spores bleues qui lui ont valu le nom par lequel les micrographes le désignent. C'est ce même champignon qui se développe sur l'encre.

Il paraît que dans certains cas, la masse entière du lait devient bleue. Cette coloration est due au développement d'un grande quantité de vibrillons bleus (*Vibrillo cyanogenus*). On a aussi observé des laits jaunes, dont la coloration était due à une cause analogue. (V. *xantogenus*). Ces vibrillons, qui sont au moins excessivement rares, doivent être facilement reconnaissables à leur forme linéaire, à leurs mouvements, et enfin à la coloration caractéristique qu'ils développent dans les liquides qui leur donnent naissance.

Il paraît qu'on a falsifié quelquefois le lait avec des substances solides, telles que l'amidon, par exemple. Une fraude de ce genre serait excessivement facile à reconnaître, surtout à l'aide de l'eau iodée, qui colore en bleu les grains de fécule. Seulement, dans cette expérience, il est quelquefois nécessaire d'ajouter une quantité d'eau iodée assez considérable. Ceci provient de ce que le lait est généralement alcalin à l'état normal, et que pendant les chaleurs de l'été, les marchands l'additionnent d'une faible quantité de carbonate de soude. L'iode ajouté entre immédiatement en combinaison avec l'alcali, et ce n'est que lorsque ce dernier a été saturé que la coloration bleue peut se manifester.

§ 7.

SALIVE.

Ce mot, qui devrait être réservé exclusivement pour le produit de la sécrétion des glandes salivaires, sert plus habituellement à désigner le liquide complexe qui baigne continuellement les parois buccales.

M. Donné a démontré le premier que la salive proprement dite était alcaline. La réaction acide que l'on observe souvent à l'aide d'un papier de tournesol placé dans la bouche, provient de ce que le mucus sécrété par les parois buccales a une réaction fortement acide. On conçoit donc que suivant que l'un ou l'autre liquide sera prédominant, on devra observer l'une ou l'autre réaction.

Cette neutralisation qui s'effectue continuellement entre le mucus acide et la salive alcaline, est très probablement la cause des dépôts de tartre qui se forment autour des dents, car on sait que les phosphates qui forment la majeure partie de ce corps complexe, sont solubles dans les acides faibles, et précipités de leur solution par les alcalis.

La salive, proprement dite, examinée au microscope, ne présente absolument aucun corps solide. On peut s'en assurer en la recueillant avec précaution à l'orifice des conduits qui la déversent dans la bouche.

Le mucus buccal présente, comme tous les mucus, un grand nombre de globules de muco-pus, faciles à reconnaître (fig. 29 A). Il tient également en suspension des cellules épithéliales pavimenteuses, à toutes les périodes de leur développement (fig 29, B). Ces cellules sont surtout très abondantes le matin à jeun, parce que la déglutition les entraîne continuellement dans l'estomac.

Il suffit de racler un peu fortement la langue avec le dos d'un scalpel pour détacher une grande quantité de ces petites écailles ; c'est même le moyen le plus commode de se les procurer lorsqu'un veut les étudier.

Le liquide buccal se trouve dans les meilleures conditions pour se peupler d'infusoires. Si on examine le matin la salive qui a séjourné entre les dents, on y reconnaît toujours des bactériums et des vibrillons (fig. 29, C), qui sont d'autant plus abondants que l'hygiène de la bouche est plus négligée, mais qui dans aucun cas ne disparaissent complétement.

Ces parasites, du reste, ne se trouvent là qu'accidentellement, car les mêmes espèces se développent dans toutes les macérations de substances organiques ; ils ne doivent pas être confondus, par conséquent, avec les entozoaires proprement dits, dont les espèces sont différentes, suivant les différents animaux dont ils habitent l'organisme.

Indépendamment des animaux infusoires qui se développent à l'état normal dans le liquide buccal, on y rencontre également un végétal appartenant à la classe des algues ; c'est le *Leptotrix buccalis* (fig. 29 D).

Lorsqu'on examine la salive qui a séjourné la nuit entre les dents, on aperçoit parmi les objets que nous venons de décrire, une multitude de petits filaments, non rameux, transparents, à diamètre constant, peu susceptibles de se plier, mais se rompant facilement. Ce sont les débris de la plante que nous décrivons ; ces débris se rencontrent encore en très grande abondance dans le tartre, qui paraît dans certains cas en être formé presque exclusivement.

Le sol sur lequel le Leptotrix buccalis se développe est l'épithélium qui tapisse la bouche ; il arrive assez souvent qu'on rencontre des cellules epithéliales qui sont couvertes de touffes de cette plante.

La salive renferme presque toujours des corps accidentels qui sont transportés sous forme de poussière dans l'air , ou qui proviennent des aliments ; ces derniers sont en général très faciles à reconnaître ; ils consistent en tissus végétaux, fécules, fibres musculaires, etc., etc.

§ 8.

MATIÈRES FÉCALES.

L'histoire microscopique des matières fécales est encore à faire, et il est d'autant plus étonnant que ce sujet d'études ait été oublié, que le micrographe peut trouver dans ces matières une multitude de corps microscopiques auxquels l'action du suc gastrique a fait subir une préparation qu'il serait quelquefois difficile d'imiter.

Les matières fécales à l'état normal contiennent deux sortes de corps qui diffèrent essentiellement, d'après leur origine. Les uns, en effet, sont sécrétês et produits dans le tube digestif lui-même ; les autres ne sont que les parties des aliments, qui ne pouvant servir à la digestion , traversent sans être altérées le tube digestif.

Parmi les premiers se rencontrent les produits de l'excrétion de toutes les muqueuses, tels que des débris de feuillets épithéliaux, des globules muqueux de différentes formes. On a encore noté la présence de cristaux qui ont été rapportés au phosphate ammoniaco-magnésien, mais qui vraisemblablement ne doivent pas toujours appartenir exclusivement à ce sel.

Quant aux corps qui ont été introduits dans l'estomac avec les aliments, et qui ont résisté en totalité ou en partie à l'action des dissolvants digestifs, on conçoit qu'ils doivent varier avec le genre d'alimentation. Il me suffira, comme exemple, d'énumérer quelques-uns d'entre eux, que je prends au hasard dans mes notes.

1º Epithélium pavimenteux intact ;

2º Les trois premières enveloppes du blé, parfaitement conservées ; toutes les dimensions sont normales ; la troisième enveloppe est devenue jaune et est légèrement striée ;

3º Ferment du pain et levure ;

4º Cylindres bleus annelés (origine inconnue) ;

5º Poils du blé avec leur canal, très bien conserservés. Ces poils jaunissent par la teinture d'iode, absolument comme les corps azotés. Cette remarque s'applique à tous les corps non azotés qui ont traversé le tube digestif, ce qui provient de ce qu'ils sont profondément imprégnés de substance azotée;

6º Fibre striée en travers, et à moitié désagrégée. Largeur 0,021; largeur des stries 0,001.

7º Filaments nombreux qui semblent annelés, et qui sont fortement colorés en bleu. Diamètre 0,0015. (Origine inconnue).

8º Corps parfaitement sphériques, formés par une membrane granuleuse brun-rouge, ressemblant à un Euglenia; pas de mouvements ni de cils. Diamètre 0,018.

9º Parmi les préparations microscopiques les plus élégantes qu'on rencontre dans le commerce, il en est une fort remarquable intitulée guano. Cette préparation, qui contient quelquefois les débris de plus de 20 diatomées différentes, provient en effet de la lévigation du guano, et voici comment on peut expliquer ce fait. Ces diatomées, dont un grand nombre n'existent plus, vivaient sur les plantes marines dont les oiseaux faisaient leur nourriture. Grâce à leur nature siliceuse, leurs débris ont pu non-seulement résister à la digestion, mais encore se conserver pendant des siècles avec leurs moindres détails.

10º Trachées de végétaux très bien conservées. (Très fréquent).

11º Vaisseaux ponctués, etc., etc., (fig. 30).

L'examen des matières fécales pendant les maladies reste encore à faire ; la maladie dont je me suis occupé à ce point de vue est le choléra. J'ai constaté que les selles riziformes se composaient exclusivement d'un liquide incolore, tenant en suspension quelques globules muqueux d'aspect variable, et des quantités innombrables de cellules épithéliales cylindriques. Dans aucun cas je n'ai pu apercevoir d'infusoires ou d'animalcules ; quoique je les aie recherchées avec soin. (Fig. 30, A).

CHAPITRE IV.

Observations relatives à la pathologie.

§ 1.

CORPS ÉTRANGERS CONTENUS DANS LE SANG.

Des corps étrangers peuvent quelquefois se rencontrer dans le sang. Les éléments solides du pus peuvent se trouver mélangés au sang, soit que le pus ait été sécrété dans le vaisseau lui-même, soit qu'un vaisseau ouvert plonge dans un foyer où le pus supporte une pression plus considérable que celle du sang. Ce mécanisme a été parfaitement étudié par M. Sédillot (de la Pyoémie), qui a démontré également que le caillot fibrineux qui obstrue les vaisseaux dans ce cas peut très-bien ne les boucher qu'incomplétement. Quant au diagnostic de la Pyoémie par l'examen microscopique, nous ne pourrons en parler qu'après avoir étudié les globules purulents eux-mêmes.

Kolliker et Funcke ont signalé dans le sang des cristaux rouges ou incolores, en aiguille ou tables dérivées probablement du système rhomboïdal. Des cristaux se forment quelquefois, d'après Kolliker, dans le sang des cadavres.

Le sang peut contenir quelquefois des helminthes nématoïdes appartenant au genre filaire. Cette altération est fréquente chez un grand nombre d'animaux à sang froid, et notamment chez la grenouille. On sait, du reste, que les filaires se rencontrent comme parasites dans toute la série animale, et que chez l'homme ce genre est représenté par la filaire de Médine, celle des bronches, et celle du cristallin. Quelques filaires vivent même libres dans les eaux.

Observés d'abord par Valentin, à Berne, en 1840, les nématoïdes du sang de la grenouille ont été étudiés depuis par Voyt (Muller's Arch., 1842, p. 289).

En 1843, MM. Gruby et Delafond ont observé dans le sang du chien un helminthe nématoïde appartenant vraisemblablement aussi au genre filaire.

Cette filaire est transparente, cylindrique ; la partie antérieure, ou tête, est obtuse et présente un petit sillon qui paraît être la bouche ; sa partie postérieure est amincie ; son diamètre varie de 0,003 à 0,005 ; sa longueur est de 0,25 ; et, comme le diamètre des corpuscules sanguins du chien est de 0,007 à 0,008, ce petit ver peut aisément passer dans les capillaires.

Ces filaires s'agitent avec rapidité, en contournant les corpuscules sanguins : lorsqu'on les introduit dans les vaisseaux d'un autre chien elles peuvent s'y multiplier ; mais cette expérience ne réussit pas toujours.

La filaire du chien est assez fréquente ; on la rencontre chez un cinquantième des individus soumis à l'observation ; du reste, elle ne provoque aucun désordre, car les animaux dans le sang desquels elle existe quelquefois en quantités innombrables jouissent de la meilleure santé. On a observé seulement que leur sang était un peu plus rouge et un peu plus séreux.

Les préparations sèches de sang se font très-facilement. Une goutte de ce liquide provenant d'une piqûre est rapidement étalée sur le verre au moyen d'un couvre-objet qu'on retire aussitôt, et en agitant vivement la plaque dans l'air, les corpuscules se dessèchent instantanément sans perdre leur forme. Il suffit, dès lors, d'adapter un couvre-objet convenable pour avoir une préparation inaltérable.

§ 2.

ALTÉRATIONS PATHOLOGIQUES DU LAIT.

Globules muqueux du lait.

Outre les globules gras, le lait renferme encore, à l'état normal, des globules sphériques, incolores, très-légèrement granuleux et qui ont tous les caractères des globules muqueux. On les distingue à leur faible réfringence. Leur diamètre est environ 0,007 chez la femme (fig. 28—B). Ces petits corps font vraisemblablement partie du mucus que secrète la membrane qui tapisse les conduits galactophores. En général les globules muqueux sont très-rares dans le lait normal, mais sous l'influence de certaines maladies, leur nombre augmente considérablement, et de plus ils prennent tous les caractères des globules purulents.

Le lait de vache qui présente ces caractères microscopiques doit évidemment être rejeté pour l'alimentation, puisqu'il est altéré ; il ne paraît pas cependant que son emploi ait déterminé d'accidents chez les adultes qui en ont fait usage.

Il est au contraire de la plus grande importance de constater cette altération lorsqu'elle se manifeste dans le lait des nourrices. Chez les adultes, le lait n'entre jamais que pour une très-faible part dans l'alimentation ; aussi une altération légère dans la composition de ce liquide n'entraîne-t-elle pas ordinairement de graves désordres. L'enfant, au contraire, qui n'a que cette seule nourriture, ne tarde pas à présenter, même sous l'influence d'un lait peu altéré, d'abord des troubles du côté du tube digestif, puis un amaigrissement progressif, qui, si la cause n'est pas reconnue, et si l'on n'y remédie, peut se terminer par la mort.

§ 3.

GLOBULES MUQUEUX.

Lorsqu'on observe au microscope le liquide qui lubréfie les muqueuses, on remarque entre autres produits qui seront examinés plus tard de petits corps sphériques, incolores, demi-transparents, et réfractant peu la lumière, ce sont les globules muqueux (fig. 18, A). Leur contour présente de petites dentelures très-fines et irrégulières, leur surface entière offre ces irrégularités qui sont visibles surtout sur les bords parce qu'elles se projettent sur le champ éclairé du microscope, mais qui existent partout ainsi qu'on peut s'en convaincre en faisant tourner le petit corps. Ces dentelures forment à sa surface une sorte de pointillé analogue à celui du cuir chagriné. Le diamètre des globules muqueux est d'environ 0,01 ; mais il est bien plus variable que celui des corpuscules sanguins, tout en restant toujours plus considérables que chez ces derniers. Dans leur intérieur, on observe des noyaux ou nucléoles, ce sont des corps opaques, irréguliers, en nombre variable de 4 à 6 et plus. Ces nucléoles sont d'autant plus petits qu'ils sont plus nombreux, et on observe dans ce dernier cas que le globule devient de plus en plus régulier, plus transparent, et que les dentelures paraissent plus fines. Lorsque les nucléoles deviennent plus nombreux et plus, petits, on leur donne le nom de granules moléculaires. Le globule muqueux peut donc être considéré comme formé par 4 à 8 nucléoles ou plus empâtés dans une substance plus diaphane. L'acide acétique rend cette substance beaucoup plus transparente, et permet ainsi d'étudier facilement les nucléoles. L'eau et l'éther sont sans action sur les globules muqueux, l'ammoniaque les dissout au contraire avec facilité, l'eau iodée les jaunit. Los globules muqueux nagent dans un liquide visqueux parfaitement transparent, et qui se laisse étirer quand on fait glisser le porte-objet.

On étudie très-facilement ces globules dans le mucus bronchique ou nasal ; il arrive souvent que plusieurs globules adhèrent entre eux, mais il suffit d'ajouter un peu d'eau et d'imprimer quelques mouvements au couvre-objet pour les désagréger.

§ 4.

GLOBULES PURULENTS.

Ces globules (fig. 18, B) sont un peu moins transparents que les globules muqueux, les dentelures de leurs bords sont plus grandes, leur surface moins finement pointillée ; ils ont de 2 à 4 nucléoles opaques et volumineux ; du reste, à cela près, ils sont entièrement semblables aux globules muqueux, dont ils ne diffèrent par aucun caractère important. L'analogie de ces deux produits est rendue manifeste lorsqu'on examine le liquide sécrété par une muqueuse qui s'enflamme. On voit en effet le globule le plus franchement muqueux passer par des nuances insensibles jusqu'au globule purulent le mieux caractérisé (fig. 18, A' A"). Il est donc impossible de ne pas admettre que ces globules appartiennent à la même famille, et je par-

tage entièrement l'opinion de M. Lebert, qui regarde le globule muqueux comme un produit
pathologique analogue au globule purulent dont il
n'est que le premier degré. Dans cette hypothèse,
confirmée d'ailleurs par la facilité extrême avec
laquelle les muqueuses secrètent du pus, le mucus
physiologique serait un liquide visqueux, ne tenant
absolument rien en suspension. L'acide acétique
agit sur les globules purulents en rendant la substance qui englobe les noyaux très-transparente
(fig. 18, D).

Les globules muco-purulents ne peuvent être
distingués des globules blancs du sang, ce qui rend
impossible le diagnostic de la Pyoémie par l'inspection microscopique, à moins qu'on ne tienne
compte de la quantité.

Ils se distinguent de tous les autres produits pathologiques par leur forme, leur diamètre, leur surface
chagrinée, leurs nucléoles et leurs modifications
par les réactifs.

On rencontre fréquemment dans le pus des
globules ayant tous les caractères des globules
purulents, sauf que les gros noyaux sont remplacés exclusivement par de petits noyaux en
grand nombre, et auxquels on a donné le nom de
granules moléculaires, à cause de leur plus petit
diamètre. Ces globules, auxquels Lebert, qui les a
découverts, a donné le nom de globules pyoïdes

(fig. 18, C), semblent n'être qu'une transition entre le globule muqueux et le globule purulent.

Outre ces différentes espèces de globules, on rencontre encore, surtout dans la pneumonie, de gros globules sphériques, dont le diamètre varie entre 0,015 et 0,025 (fig. 19). Ces globules, qui portent le nom de globules granuleux, ont été découverts par Gluge. Ils renferment dans leur intérieur un nombre très variable (de 10 à 40 et plus) de granules moléculaires, et quelquefois un noyau ou deux, dont le diamètre est de 0,005 à 0,01. L'intérieur de ce globule paraît être plus liquide que la substance périphérique.

Le pus est un liquide qui tient en suspension les globules que nous venons de décrire. C'est à eux qu'il doit son apparence crémeuse. C'est de tous les liquides animaux celui qui, abandonné à l'air, se putréfie le plus lentement, circonstance précieuse, qui éloigne le danger de la septicémie. Cette propriété permet à des infusoires de s'y développer en grande quantité lorsque les circonstances sont favorables. Il est assez fréquent de le rencontrer peuplé de vibrillons ; le Bacterium Termo est celui qu'on y trouve le plus souvent. Si le pus est secrété par une muqueuse non ulcérée, il ne contient, outre les globules purulents, que des cellules épithéliales. Le pus du clou de Biskara est également dans ce cas, on remarque de plus que ce pus contient un grand nombre de jeunes cellules pavimenteuses (voir épithélium) tout à fait semblables à celles des muqueuses.

Si, au contraire, le pus est sécrété par une ulcération, on trouve au milieu des globules, les débris des tissus ulcérés souvent très reconnaissables. Cette remarque a une grande valeur pour le diagnostic des abcès froids et des abcès par congestion. Dans ces derniers, en effet, en examinant le fond du vase qui contient le pus, il n'est pas rare de rencontrer des lamelles d'os plus ou moins grandes, et très reconnaissables, quand on s'est exercé préalablement à reconnaître des débris d'os. Ces fragments osseux expliquent la grande quantité de phosphates calcaires contenus dans les cendres du pus de ces sortes d'abcès, mais l'analyse chimique est longue et difficile, tandis que le microscope prononce avec la même certitude et de suite. Ce mode d'investigation peut donc pratiquement être utilisé par le clinicien dans les cas douteux.

Jusqu'à présent, il a été impossible de distinguer les pus virulents du pus ordinaire, cela tient probablement, ou à ce que les virus sont des corps liquides, ou à ce qu'ils sont formés de corps trop petits pour être aperçus avec les instruments actuels. Ces deux hypothèses sont également admissibles, quoique la seconde semble plus probable. Dans tous les ças, les globules purulents ne paraissent jouer aucun rôle dans les pus spécifiques, puisqu'on connaît des liquides virulents qui en sont totalement dépourvus.

§ 5.

SÉDIMENTS DES URINES.

L'urine à l'état normal est une dissolution dont la limpidité n'est troublée que par le mucus vésical.

Ce mucus se présente sous la forme d'un petit nuage floconneux, très-peu dense, et occupant la partie inférieure du vase. Il est tellement transparent qu'on peut à peine le voir au microscope : il présente quelques globules muqueux et quelques cellules épithéliales pavimenteuses.

Lorsqu'elle est émise, l'urine est à la température du corps, et non-seulement elle ne doit contenir aucune partie solide à cette température, mais elle ne doit même rien laisser déposer par le refroidissement.

Les sédiments de l'urine sont donc des produits pathologiques; ils peuvent exister au moment de l'émission, ce qui est toujours une circonstance fâcheuse pour le malade. Le plus souvent, au contraire, l'urine émise est parfaitement limpide et elle ne se trouble qu'en refroidissant.

Dans le cas où les sédiments se forment dans la vessie, tantôt ils apparaissent sous forme de cristaux microscopiques isolés, tantôt, au contraire, ils sont réunis entre eux par un ciment qui paraît n'être autre chose que le mucus altéré. Dans tous les cas, la présence d'un ¡corps solide quelconque provoque la formation de dépôts dans une urine qui n'eût pas déposé sans cette circonstance. Cette remarque s'applique, du reste, à tous les corps que nous faisons cristalliser.

Les sédiments peuvent même se former dans les urétaires, le bassinet ou les calices ; s'ils s'agglomèrent dans ces organes, ils en prennent la forme, ce qui permet de reconnaître quelquefois le point où la formation a eu lieu.

Dans certains cas, le refroidissement n'est pas la seule cause de la formation sédimenteuse ; des réactions chimiques se produisent probablement au sein du liquide et donnent naissance à des corps insolubles. Tel est, par exemple, le cas de l'acide urique qui, une fois formé, ne peut plus se redissoudre dans l'urine, même quand on chauffe cette dernière à une température bien supérieure à celle du corps humain.

Les sédiments des urines doivent, quand ils sont peu abondants, être recueillis avec certaines précautions que nous avons décrites à l'article ***Préparation des objets microscopiques***, auquel nous renvoyons le lecteur.

On peut diviser les sédiments des urines en sédiments organisés, organiques et inorganiques.

I. — *Sédiments organisés.*

Ces sédiments comprennent les corpuscules sanguins, les zoospermes, l'épithélium, le mucus ou le pus, le ferment et les infusoires.

A. — *Corpuscules sanguins.*

Les corpuscules sanguins se conservent très-bien dans l'urine ; il est très facile de les reconnaître quand on les a bien étudiés à l'état normal. Ils se présentent, en effet, avec l'ensemble de leurs caractères ; cependant, il est à remarquer que l'urine n'est point une solution saline assez concentrée pour leur conserver leur forme normale. Il y a un commencement d'endosmose de l'extérieur vers l'intérieur, et cet effet varie nécessairement selon que l'urine est plus ou moins aqueuse. Il résulte de là que les faces concaves du corpuscule sont remplacées par des faces convexes. Dès lors, le centre du corpuscule devient brillant quand on le porté au delà du foyer, ce qui est le contraire de ce qui arrive à l'état normal. Cet effet est absolument le même que celui qui a déjà été décrit à l'article *Sang*, à l'occasion de l'action des solutions salines.

Il n'est pas rare également d'observer la forme crénelée des corpuscules, surtout lorsqu'on examine une urine émise depuis un certain temps. Tous ces corpuscules disparaissent aussitôt que l'urine devient fortement ammoniacale.

On pourrait confondre jusqu'à un certain point les corpuscules sanguins dans l'urine, et les globules de muco-pus. Ils se distinguent de ces derniers corps 1° par leur diamètre plus petit ; 2° parce qu'il est souvent possible de distinguer des traces de leur aplatissement primitif ; 3° parce que leur intérieur ne contient aucun noyau et que leur surface est lisse et régulière ; 4° parce qu'enfin ils sont très-solubles dans l'acide acétique. Rappelons, en outre, que toutes les fois qu'une urine contient des corpuscules sanguins, elle contient aussi de l'albumine facile à reconnaître par l'ébullition ou l'addition d'acide azotique.

B.—*Zoospermes.*

Les zoospermes vivent assez longtemps dans l'urine ; on les retrouve dans ce liquide avec leur forme si caractéristique (fig. 22). Leur pesanteur très-grande les rassemble promptement dans les parties déclives du vase, où il est facile de les puiser. Leur grande trasparence empêche assez souvent de les remarquer. On sait qu'ils deviennent bien plus apparents quand on laisse sécher la préparation.

On a souvent intérêt à savoir si le sperme s'écoule au commencement, ou à la fin de l'émission de l'urine. Il suffit, pour cette recherche, de faire uriner le malade dans différents vases.

L'examen microscopique est le seul moyen certain de constater les pertes séminales. Il est tout à fait impossible sans le secours du microscope de décider si une urine contient ou non du sperme.

La recherche des spermatozoaires permet, dans certains cas, de constater l'habitude de l'onanisme. Il suffit pour cela d'examiner l'urine à différentes heures de la journée. Il reste toujours assez de spermatozoaires dans le canal de l'urètre pour qu'on puisse les decouvrir sans peine dans l'urine qui vient de les expulser.

C. — *Epithélium*

L'épithélium que l'on rencontre dans les urines est l'épithélium pavimenteux. En général, il existe toujours, mais en petite quantité. Lorsque les lamelles sont entières, on les reconnaît facilement aux caractères de ces éléments histologiques (fig. 20), et on ne peut réellement les confondre avec un autre sédiment. Lorsqu'on rencontre des fragments de lamelles, le problème est un peu plus difficile ; néanmoins, avec un peu d'habitude, on les reconnaît également. On y arriverait d'ailleurs, par exclusion, car ces fragments eux-mêmes ne peuvent être confondus avec aucun sédiment connu. Cet épithélium provient de la desquammation de toute la muqueuse urinaire.

D. — *Mucus. Pus.*

L'urine normale contient toujours quelques globules muqueux qui présentent tous leurs caractères (fig. 18) ; on pourra donc retrouver la forme sphérique de ces corpuscules, leur transparence, leur surface légèrement rugueuse, leur diamètre, leur insolubilité dans le vinaigre, et compter, à l'aide de ce dernier réactif, leurs nucléoles petits et nombreux. Il est impossible de les confondre avec les autres sédiments, si ce n'est avec les globules purulents qui sont le produit d'une irritation légère, ces derniers étant, ainsi que nous l'avons vu, des globules de transition entre le mucus normal et le pus proprement dit.

Ces globules sont liés entre eux par une matière visqueuse de nature albuminoïde, et dont on ne constate l'existence au microscope que parce qu'elle relie entre eux les dépôts sédimentaires, ou parce qu'elle se plisse irregulièrement quand on fait mouvoir seul le couvre-objet.

Il est à remarquer que cette matière visqueuse n'est nullement proportionnelle par sa quantité au nombre de globules muqueux. Il est probable que ces deux produits n'ont d'autre relation entre eux que leur simultanéité de sécrétion par la même membrane, car sous les influences pathologiques, ils varient continuellement l'un par rapport à l'autre. L'irritation donne surtout naissance à une grande quantité de globules, tandis que le catarrhe vésical semble produire exclusivement la matière albuminoïde, qui communique alors à l'urine la propriété de filer comme du blanc d'œuf.

La muqueuse vésicale, sous l'influence de la plus légère irritation, secrète des globules purulents ; elle partage en cela les propriétés de toutes les muqueuses ; aussi ne doit-on attacher d'importance à la sécrétion purulente que lorsqu'elle est considérable. La présence des globules de pus est, du reste, très-facile à constater, ces corps présentant dans l'urine tous les caractères que nous avons donnés plus haut.

Le pus peut être sécrété par les différentes parties de la muqueuse : celui qui est produit par l'urètre dans la blennorrhagie se distingue en ce qu'il se trouve dans la première portion de l'urine émise par le malade. Les globules purulents de la blennorrhagie sont remarquables par leur régula-rité et la facilité avec laquelle on peut constater toutes leurs propriétés. Jusqu'à présent, on n'a malheureusement pas pu, à l'aide des caractères microscopiques, diagnostiquer les ulcérations uré-trales.

L'ammoniaque ayant la propriété de dissoudre les globules purulents, on conçoit qu'on ne devra plus retrouver ces derniers dans une urine putré-fiée.

E. — *Ferment*.

Le ferment, ainsi que les vibrillons que nous dé-crirons plus tard, pourraient être considérés comme des sédiments secondaires dans l'urine; ils n'exis-tent jamais, en effet, au moment de l'émission. On conçoit facilement que des êtres vivants ne puissent pas se développer dans une cavité close où l'air n'a accès ni directement, ni par l'intermédiaire du sang. Il faut donc qu'un certain temps s'écoule et que les circonstances soient favorables pour que ces êtres organisés puissent se développer.

Lorsqu'une urine contient du sucre, le mucus albumiroïde qu'elle renferme toujours ne tarde pas, si la température n'est pas trop basse, à donner naissance à du ferment sous l'influence duquel le sucre se détruit. Les moyens chimiques de reconnaître le glucose dans l'urine sont si précis, que, sous ce rapport, le microscope est peu utile ; cependant il est bon de pouvoir reconnaître le ferment, parce que quelquefois, en cherchant d'autres sédiments, on trouve celui-ci dans des urines où l'on était loin de soupçonner la présence du sucre.

Le ferment des diabétiques (fig. 23) se présente sous la forme de corpuscules ovoïdes, réguliers, réfractant fortement la lumière. Ils sont formés par une enveloppe résistante, et contiennent quelquefois dans leur intérieur, outre un liquide albuminoïde visqueux, un ou plusieurs globules très-réfringents. Lorsqu'on observe pendant longtemps un individu vivant semblable à celui que nous venons de décrire, on remarque bientôt qu'à une de ses extrémités se forme une sorte de bourgeon, lequel augmente progressivement de volume et finit par devenir aussi gros que le corpuscule primitif, et de même forme.

Dans cet état, les deux corpuscules représentent assez bien un huit de chiffre allongé ; car il existe toujours un étranglement marqué au point de jonction. Ces corpuscules géminés sont ceux qu'on rencontre le plus souvent, il n'est pas rare même d'en trouver qui sont réunis au nombre de 3 ou 4, et qui forment alors une sorte de tige à étranglement régulier ou chapelet.

De même on en observe un grand nombre qui sont porteurs d'un bourgeon plus ou moins développé. Tous ces caractères sont tellement tranchés qu'il est impossible de ne pas reconnaître de suite ce sédiment dont on peut provoquer artificiellement la formation en exposant de l'urine glucosée pendant deux ou trois jours à une douce température. On peut pour le même objet étudier aussi le *Torula cerevisiæ*, qui forme la levure des brasseurs, et qui ne diffère de celui qui nous occupe que par sa taille plus forte et sa forme plus sphérique.

F. — Vibrillons.

On sait que si on abandonne à elles-mêmes deux solutions organiques, dont l'une est acidulée, et l'autre alcalinisée, la première donne naissance à des végétaux et la seconde à des animaux. L'urine, sous l'influence de la décomposition de l'urée, prend si vite la réaction alcaline, qu'il était facile de prévoir que des animaux infusoires s'y développeraient rapidement. Parmi les productions organiques les plus fréquentes on doit mentionner d'abord des corpuscules excessivement minces et qui ont la forme d'un cylindre très-allongé. Ces petits corps paraissent comme des lignes noires, plus ou moins longues, mais toujours aussi te- nues. On peut s'assurer que leur substance réfracte très-fortement la lumière, car la petite ligne noire se transforme de suite en une ligne brillante quand on éloigne l'objectif. Je n'ai jamais pu apercevoir dans ces petits corps d'autre mouvement que le mouvement brownien. Ce sont, sans contredit, les corps que l'on rencontre le plus souvent dans les recherches microscopiques; ils se trouvent dans toutes les infusions possibles, pour peu qu'elles soient anciennes. La tisane d'orge, en particulier, les produit en quantités innombrables après 36 à 48 heures de préparation. Ils apparaissent les pre- miers dans l'urine comme dans les autres liquides, persistent seuls pendant que les modifications suc- cessives du liquide changent les générations d'êtres qui le peuplent, et se rencontrent encore quand la fermentation putride a tout détruit. Ils existent en grande abondance autour des dents, où ils sont assez nombreux, pour qu'on ait pu penser, avec quelque raison, que le tartre était en grande partie formé de leurs débris. On leur a donné différents noms. Je dois avouer que leur n ture animale ne m'est point du tout démontrée.

Outre les bacteriums, on ne tarde pas à rencontrer d'autres vibrillons, que leurs mouvements rapides font de suite reconnaître pour des animaux,
et que bientôt la décomposition trop active de l'u-
rée fait disparaître.

II. — *Sédiments organiques.*

Les sédiments organiques de l'urine sont les suivants :

Acide urique.

Urates de chaux et d'ammoniaque.

Oxalate de chaux.

Cystine. Cette dernière est excessivement rare ;
je ne l'ai jamais rencontrée, et ne la décrirai point.

A. — *Acide urique.*

L'acide urique se rencontre surtout dans les
urines acides ou au moins neutres. Il est en effet
soluble dans les alcalis. Il se présente sous la forme
de prismes rhomboïdaux dont la hauteur est très
peu considérable (fig. 24). Leur forme est donc celle
d'une table losangique, et dès lors il est facile de
concevoir toutes les apparences que ce cristal pourra
présenter. S'il est, en effet, posé à plat sur le porte-
objet, on n'apercevra qu'un losange ; s'il est placé
sur la tranche, on verra au contraire un rectangle

très allongé, dont toutes les parties ne pourront être mises au point simultanément. Les positions intermédiaires sont les meilleures pour juger de sa forme.

Il est à remarquer que les angles du losange sont toujours plus ou moins émoussés et remplacés par des lignes courbes. Cette remarque s'applique surtout aux angles obtus, qui n'existent en réalité jamais. Les côtés eux-mêmes du losange sont rarement rectilignes ; ils présentent le plus souvent une courbure très faible, qui se continue avec la courbure des angles. Quelquefois même, cette disposition est si marquée, que le cristal prend la forme d'une ellipse dont les deux sommets seraient remplacés par deux angles aigus émoussés. Cette imperfection des cristaux rend la mesure des angles fort difficile, car les courbes qui remplacent les côtes altèrent plus ou moins leur valeur. La moyenne de seize observations m'a donné pour l'angle aigu 57° 30' ; le minimum a été 32°, et le maximum 78°. Il est probable que ces écarts sont dus à ce que l'acide urique peut prendre plusieurs formes dérivées du prisme rhomboïdal droit.

La grandeur des cristaux est assez variable ; le plus souvent la grande diagonale varie de 0,1 à 0,2 ; la petite varie suivant la valeur des angles. Il n'est pas rare, cependant, de rencontrer des cristaux dont la grandeur est double, mais dans ce cas ils sont irréguliers et présentent dans leur intérieur des lignes qui dessinent un cristal plus petit et plus régulier, sur lequel se seraient déposées de nouvelles couches. L'acide urique cristallise d'ailleurs très facilement sur les corps étrangers introduits accidentellement dans l'urine ; il n'est pas rare, en effet, de rencontrer des poils ou fibres textiles qui sont incrustées de cristaux, et qui présentent l'aspect des fils sur lesquels on a fait cristalliser du sucre candi. Cette observation explique fort bien la formation des calculs, quand un corps étranger quelconque tombe dans la vessie. L'épaisseur des cristaux est toujours bien moindre que les autres dimensions ; elle varie de 0,02 à 0,07.

L'acide urique est par lui-même incolore, mais comme il ne se rencontre que dans les urines très colorées, il fixe en se solidifiant une partie de la matière colorante de l'urine ; aussi ses cristaux sont-ils toujours d'une belle couleur jaune ambrée, dont l'intensité varie avec l'épaisseur du cristal. Cette particularité suffirait à elle seule pour le faire reconnaître, car il est le seul des cristaux sédimentaires de l'urine qui soit coloré.

L'acide urique cristallise très souvent en rosaces. Ces rosaces ne sont autre chose que des macles ou assemblages des cristaux que nous venons de décrire. Elles sont formées par un nombre plus ou moins grand de cristaux placés sur la tranche, et qui convergent tous par l'un de leurs angles aigus, vers un centre commun (fig. 24).

L'acide urique est soluble dans l'ammoniaque, et surtout dans la potasse.

Pour faire cette expérience, on laisse tomber une goutte de solution de potasse sur les cristaux, et on chauffe doucement le porte-objet à l'aide d'une lampe à alcool. La dissolution est complète ; mais on peut faire reparaître les cristaux à l'aide d'un excès d'acide acétique, qui décompose les urates formés. A cet effet, on dépose sur la préparation une goutte ou deux de l'acide, et on chauffe modérément le tout jusqu'à évaporation complète. On ajoute ensuite une goutte d'eau qui dissout les sels solubles, et on trouve à la place des cristaux primitifs une multitude de très petits cristaux transparents, incolores, et ayant la forme d'une ellipse allongée, dont les sommets seraient remplacés par deux angles aigus (fig. 24). Il n'est pas rare également de rencontrer des tables hexagonales, dérivées du prisme rhomboïdal, par la troncature de deux angles opposés. Ce ne sont donc pas des hexagones réguliers, ainsi qu'on peut s'en assurer par la mensuration des angles. J'en ai noté dont les angles étaient de 110° au sommet, et 125° pour les autres, mais on en rencontre qui proviennent d'une troncature différente ; souvent même les deux troncatures existent nettement sur le même cristal, et simulent une ligne courbe. Le diamètre des plus grands dé ces cristaux est de 0,06 ; ordinairement ils n'ont que la moitié de ces dimensions. Il n'est pas rare voir ces petits cristaux se grouper en rosaces.

On sait que si l'on expose à l'action de vapeurs ammoniacales de l'acide urique préalablement traité par l'acide nitrique chaud, dont on évapore l'excès, on obtient une belle teinte pourpre due à la murexide qui se forme en cette circonstance. Cette belle réaction peut se faire sur le porte-objet, au moyen d'un seul cristal du sédiment.

B. — *Urates*.

Les urates qu'on rencontre dans les urines sont ordinairement à base d'ammoniaque, de chaux, et plus rarement de soude. Ces sels cristallisent en globules à cassure fibreuse, les fibres étant dirigées du centre à la circonférence (fig. 25). Ces globules sont toujours plus ou moins opaques, à surface rugueuse, et accolés le plus souvent deux à deux par une large surface au niveau de laquelle on constate l'existence d'un étranglement peu considérable, et et toujours moindre que dans les globules géminés du ferment. Leur diamètre est assez variable, comme dans tous les cristaux ; il dépend du plus ou moins de lenteur avec laquelle le sédiment s'est formé. Il y en a dont le diamètre dépasse 0,01, mais il sont ordinairement plus petits. Lorsqu'on traite ce sédiment par l'acide acétique faible, on voit après quelques instants de contact chaque globule se dissoudre en donnant naissance à une lamelle incolore d'acide urique. Cette lamelle a ordinairement la forme de celles qu'on obtient en traitant le sédiment d'acide urique successivement par la potasse et l'acide acétique; elle présente souvent des troncatures du prisme rhomboïdal droit. Ces lamelles sont quelquefois assez volumineuses. Les urates calcinés au rouge sur une lame de platine, laissent un résidu blanc qui se délite avec chaleur au contact de l'eau, et qui est alcalin. Triturés avec de la chaux, ils laissent dégager de l'ammoniaque.

Les urates ne peuvent pas être confondus avec le ferment, ce dernier étant formé de globules elliptiques, transparents, souvent d'inégale grosseur, et inattaquables par l'acide acétique. Un globule isolé ne pourrait être confondu avec un globule muqueux, à cause de son opacité et de la réaction de l'acide acétique.

C. — *Oxalate de chaux*.

Ce sédiment est un de ceux qui se reconnaissent avec le plus de facilité. L'oxalate de chaux cristallise dans l'urine en octaèdres réguliers doués d'un pouvoir réfringent considérable ; ce sont de plus de tous les sédiments cristallins de l'urine ceux dont la forme est la plus régulière et la plus parfaite (fig. 26). Ces cristaux ont des dimensions très-variables, ils présentent, suivant leur position, différents aspects dont il est facile de se rendre compte, en supposant qu'on examine à la vue simple un octaèdre régulier taillé dans une substance diaphane.

L'oxalate calcique est insoluble dans l'acide acétique ; chauffé au rouge sur une lame de platine, il laisse un résidu blanc qui, après qu'il a été refroidi se délite comme la chaux quand on ajoute une goutte d'eau, et ramène au bleu le papier de tournesol.

La forme de ce sédiment est tout à fait caractéristique ; on le rencontre à l'état normal dans l'urine du matin, toutes les fois qu'on a pris la veille de la rhubarbe, de l'oseille, ou toute autre substance riche en acide oxalique.

III.— *Sédiments inorganiques.*

Phosphate ammoniaco-magnésien.

Ce sédiment se rencontre dans les urines pâles, alcalines, neutres ou très-peu acides. Il simule les dépôts purulents de manière à tromper l'œil le plus exercé.

Le phosphate ammoniaco-magnésien cristallise dans le système du prisme droit à base rectangle, et peut présenter diverses formes qui dérivent de ce système (fig. 27). La plus commune de ces formes est celle d'une sorte de pyramide à base rectangulaire, et dont le sommet est un angle dièdre. On aperçoit donc les quatre arètes de la base qui forment un rectangle, l'arète culminante placée au milieu du rectangle si le cristal est droit, et plus courte que les grands côtés du rectangle ; et enfin les quatre arètes obliques partant chacune d'un des angles du rectangle et allant rejoindre la ligne médiane. Ces cristaux présentent quelquefois sur les angles du rectangle les troncatures qui conduisent au prisme rhomboïdal droit. Ils sont toujours parfaitement incolores et diaphanes ; aussi, leur arète médiane et celles qui y aboutissent paraissent-elles plus lumineuses ou plus sombres que le cristal lui-même si, après avoir mis au point, on éloigne ou on rapproche l'objectif. Les dimensions de ces cristaux sont très-variables suivant les circonstances qui accompagnent leur formation.

Le phosphate ammoniaco-magnésien, dont la forme est si caractéristique, se distingue également des autres sédiments des urines par son excessive solubilité dans le vinaigre. Il suffit de laisser tomber une goutte de ce réactif sur le bord du porte-objet pour voir les cristaux se dissoudre avec la plus grande facilité. Il perd à peine de son poids quand on le calcine sur la lame de platine.

§ 6.

DES MODIFICATIONS QUE SUBISSENT LES SÉDIMENTS SOUS L'INFLUENCE DE DIVERS TRAITEMENTS.

Nous avons dit qu'après l'ingestion de substances contenant de l'acide oxalique, l'urine renfermait toujours de l'oxalate de chaux, d'où il résulte que ces substances doivent être proscrites chez les malades qui ont eu des calculs ou graviers formés par ce sel.

Lorsque des malades ont été atteints de calculs ou graviers, il est de la plus haute importance de pouvoir juger de la tendance des urines à laisser déposer des corps solides dans la vessie par l'aspect des sédiments. Ce n'est, en effet, que par l'examen journalier de ces dépôts que l'on parvient à diriger le traitement d'une manière convenable.

Lorsque l'urine d'un malade laisse déposer du phosphate ammoniaco-magnésien, cela tient surtout à ce qu'elle est neutre ou même alcaline. Si on pouvait la rendre acide, le dépôt n'aurait plus lieu. Malheureusement, aucun acide ne peut traverser l'économie sans être aussitôt saturé par la soude, la chaux ou l'ammoniaque qui existent en grande quantité dans l'organisme ; c'est donc à l'état de sels que les acides arrivent dans la vessie, et le but, dès lors, n'est pas atteint. Le seul moyen de donner un peu d'acidité aux urines consiste dans l'usage d'une nourriture fortement azotée et abondante, joint au défaut d'exercice, circonstances qui, ainsi que nous le verrons plus loin, favorisent la formation de l'acide urique. La difficulté qu'on éprouve à rendre les urines acides aggrave beaucoup le pronostic des calculs ou sédiments de phosphate ammoniaco-magnésien.

L'acide urique, au contraire, se rencontre dans les urines généralement acides, et il est, de plus, soluble dans les alcalis avec lesquels il forme des sels. On peut facilement rendre les urines neutres ou alcalines, et, par conséquent, éviter la précipitation du sédiment. Il suffit pour cela d'administrer du carbonate de potasse ou de soude en quantité convenable ; ce sel est éliminé par les reins et communique son alcalinité à l'urine dans laquelle le dépôt cesse d'apparaître.

Il arrive assez souvent que l'emploi des carbonates alcalins est contre-indiqué par les troubles qu'ils apportent par leur alcalinité même dans la digestion. On peut alors faire usage de sels alcalins à acide organique comme les tartrates. Ces sels, en effet, sont brûlés dans l'économie, et transformés en carbonates qui sont éliminés par les urines. Il suffit même quelquefois de prescrire l'usage de fruits rouges généralement riches en tartrates alcalins, ou de conserves de ces mêmes fruits pour produire l'effet désiré. Par cette méthode, on neutralise avec autant de certitude l'excès d'acidité de l'urine, et on évite les inconvénients qui peuvent résulter de l'ingestion directe des carbonates alcalins.

Dans ce traitement, il y a un grave écueil à éviter. En effet, à mesure qu'on rend plus soluble l'acide urique en le saturant par la potasse, on tend à rendre insoluble le phosphate ammoniaco-magnésien qui n'était dissous qu'à la faveur de l'acide libre contenu dans l'urine ; aussi voit-on souvent ce sel remplacer l'acide urique sous l'influence d'une médication alcaline trop énergique.

Il n'est pas rare de rencontrer des calculs dont le noyau est de l'acide urique et qui sont formés de couches alternantes de cet acide et de phosphate ammoniaco-magnésien : chaque couche de ce dernier sel correspondant à une médication alcaline trop énergique. On voit donc qu'il y a ici un double danger à éviter ; le défaut ou l'excès dans la médication laissant subsister le même sédiment ou provoquant la formation d'un nouveau. On ne peut arriver à rester dans de justes limites que par l'examen journalier des urines, et par l'emploi d'une médication subordonnée à la nature des sédiments que l'on observe : ces remarques sont surtout importantes pour les malades chez lesquels les sédiments ont de la tendance à s'agréger.

Les cas les plus difficiles sont ceux dans lesquels le phosphate ammoniaco-magnésien apparaît avant que la totalité de l'acide urique ait disparu. On ne peut alors que chercher à rendre le sédiment le moins abondant possible. C'est dans ce cas qu'il conviendrait d'utiliser la propriété qu'a l'acide benzoïque de transformer, lorsqu'il est administré à dose convenable, l'acide urique en acide hippurique, qui est très-soluble.

On voit que la médication alcaline employée pour dissoudre les sédiments d'acide urique est une médication palliative qui ne fait qu'obvier aux inconvénients de la précipitation du sédiment dans la vessie. Il est possible dans certains cas de détruire la cause même du mal et de prévenir la formation de l'acide urique lui-même : pour cela il est nécessaire de se rendre compte des circonstances dans lesquelles cet acide peut se former.

Il suffit de jeter les yeux sur la formule de l'acide urique (C^{10} H^4 Az^4 O^6) et de la comparer à celle de l'urée (C^2 H^4 Az^2 O^2) pour s'assurer que cet acide est un produit d'oxydation des matières azotées moins avancé que l'urée elle-même. On

5*

doit donc s'attendre dès lors à rencontrer l'acide urique toutes les fois qu'une circonstance quelconque rend la combustion des aliments insuffisante. Cette insuffisance peut provenir de deux causes qui très-souvent existent simultanément : la quantité de matériaux à brûler fournie à l'économie, peut en effet, être trop considérable ; ou, cette quantité étant convenable, les moyens d'oxydation font défaut.

A la première de ces causes se rapporte une alimentation copieuse et riche en substances azotées, l'usage de vins généreux, de viandes noires, du café ; il suffit très-souvent, d'après M. Donné, d'un repas un peu copieux d'aliments de ce genre pour provoquer la formation de cristaux d'acide urique.

C'est encore à cette cause que l'on doit attribuer les sédiments d'acide urique qui se rencontrent toujours dans les phlegmasies ; le malade, en effet, oxydant et détruisant alors sa propre substance peut être assimilé à un carnivore, et il n'est nullement étonnant que son économie qui est faite pour une nourriture mixte, ne puisse alors oxyder d'une manière aussi complète des aliments exclusivement azotés.

A la seconde cause se rapportent tous les obstacles à l'hématose, tels sont : le défaut d'exercice, les occupations sédentaires dans des pièces bien closes et peu éclairées. Toutes les causes qui diminuent la surface pulmonaire produisent également le même effet; aussi trouve-t-on l'acide urique en grande quantité dans les phlogoses des organes pulmonaires, puisque dans ce cas les deux causes que nous avons signalées se trouvent réunies; on le rencontre également dans la pleurésie chronique, dans la tuberculisation, la grossesse avancée, l'ascite, etc.; pourvu toutefois que l'alimentation n'ait pas été diminuée en proportion de l'hématose. On voit que ces causes sont assez nombreuses; il suffit souvent de les faire disparaître pour ramener les urines à l'état normal et prévenir ainsi la formation de sédiments ou de calculs. La médication par les alcalins ne doit être tentée que lorsque celle-ci n'est pas applicable.

§ VII.

PRODUITS DE L'EXPECTORATION.

Les produits de l'expectoration varient suivant qu'ils proviennent des fosses nasales ou des bronches. Dans le premier cas, ils contiennent quelques cellules épithéliales, parmi lesquelles on en rencontre munies de cils vibratils. Ils renferment aussi des globules muqueux, qui se transforment avec la plus grande facilité en globules purulents. Les produits de l'expectoration bronchique, à l'état normal, sont composés par du mucus qui contient un assez grand nombre de globules muqueux. On trouve, en outre, à l'inspection microscopique, de nombreux corps étrangers qui proviennent du dehors. Les corps entraînés pendant l'inspiration dans les ramifications bronchiques adhèrent à la surface de celles-ci, à cause du mucus qui les humecte sans cesse, et sont ramenés avec le mucus vers le larynx par le mouvement des cils vibratils, puis chassés par les efforts de l'expuition. C'est ainsi qu'on y rencontre des fibres textiles diverses, et diversement colorées, des débris d'épithélium, des grains de pollen, etc. Il m'est arrivé de constater que du mucus bronchique qui paraissait manifestement rouillé, et dont la coloration était attribuée à une hémoptysie, était teint en rouge par une poussière colorée inspirée la veille par le malade.

Les globules muqueux qui se trouvent à l'état normal dans les produits de l'expectoration bronchique se transforment avec la plus grande facilité en globules purulents. Il suffit pour cela de la plus légère irritation, aussi la présence du pus en petite quantité dans l'expectoration des pneumoniques, n'est-elle nullement l'indice de la troisième période de la pneumonie. Sous ce rapport, la quantité de pus expectorée a une valeur bien plus grande, et il faut convenir que les signes tirés de l'état général du malade, et de la marche de la maladie sont bien autrement caractéristiques.

La présence du sang dans l'expectoration nasale ou bronchique est très-facile à constater, car les corpuscules sanguins ne peuvent être confondus avec aucun autre produit. Lorsque l'hémoptysie est considérable, il n'est nullement nécessaire d'emprunter le secours du microscope pour la constater ; lorsqu'elle est très-légère, au contraire, c'est le seul moyen d'arriver à la diagnostiquer d'une manière certaine.

Je n'ai jamais pu trouver dans l'expectoration des phthisiques du tissu tuberculeux, assez nettement caractérisé, pour qu'on pût le reconnaître. Le fait s'explique du reste aisément, par l'évolution du tubercule qui, tant qu'il est à l'état de crudité, adhère très-fortement aux tissus sains et fait corps avec eux. On pourrait concevoir cependant qu'une partie du tissu pulmonaire, cerné de tous côtés par des tubercules ramollis, pût ainsi être détaché, mais ce fait doit être excessivement rare, et encore est-il douteux qu'on pût distinguer quelque chose dans ce débris de tissu que la gangrène attaquerait indubitablement bien avant sa séparation.

On trouve cependant dans les auteurs des observations de malades qui ont rendu un ou plusieurs tubercules, mais dans aucun cas, l'examen de ces prétendus tubercules n'a été fait assez complétement pour qu'on puisse réellement croire que des tubercules crus ou en voie de ramollissement aient pu être détachés par les efforts de l'expuition.

Il est bien plus probable que l'on aura confondu avec les tubercules les petits amas de substance stéatomateuse, solide, qui sont sécretés par les amydales, et qui acquièrent quelquefois la grosseur d'un grain de chanvre. Lorsque leur volume est devenu assez considérable, l'ouverture du follicule, qui leur a donné naissance, se dilate suffisamment pour leur donner passage, et comme ils sont naturellement rejetés pendant les secousses de la toux, on aura pu penser qu'ils provenaient des poumons. Il suffit du plus léger examen pour reconnaître la nature de la substance qui les forme. Leur odeur, quand on les écrase, est d'ailleurs caractéristique. Si enfin on examine les amydales du malade, on aperçoit des points blancs qui ne sont autre chose que des corps semblables, encore enchassés dans leur follicule, et on peut trouver le follicule vide et encore dilaté dans lequel ils ont été produits.

§ 7.

CHOLESTÉRINE.

Cette substance, qui a une certaine analogie avec les corps gras, a d'abord été observée dans la vésicule biliaire, où elle forme des calculs. Elle cristallise avec la plus grande facilité et se présente alors sous la forme de lamelles très minces, qui représentent un parallélogramme dont l'angle aigu est de 80° (fig. 31).

La cholestérine est soluble dans l'éther, elle se distingue d'ailleurs par sa forme de tous les autres produits pathologiques, et quand elle est amorphe, rien n'est plus facile que de la faire cristalliser par solution.

La cholestérine se rencontre quelquefois dans le liquide de l'hydrocèle, dans les tubercules, dans les tumeurs cancéreuses. Les lamelles de cholestérine sont si abondantes dans les kystes de l'ovaire, que l'aspect du liquide qui en provient est tout à fait caractéristique; aussi dans les cas douteux la constatation de la cholestérine dans le liquide provenant d'une ponction, peut avoir une assez grande valeur séméïotique.

§ 9.

CANCER.

Le cancer est formé par un tissu organisé, sans analogue dans l'économie, et qui présente comme élément caractéristique facilement reconnaissable, la cellule cancéreuse.

La cellule cancéreuse adulte (fig. 32, A) est composée d'une enveloppe sans ouverture, renfermant des corps particuliers appelés noyaux cancéreux. Ces noyaux cancéreux renferment eux-mêmes des granulations, et, selon toutes probabilités, les noyaux cancéreux sont de jeunes cellules qui croissent ainsi dans la cellule mère, et qui, arrivés à un certain degré de développement, la font éclater pour vivre alors isolées. Les granulations de ces noyaux ne sont vraisemblablement que les rudiments de noyaux cancéreux qui se développeront plus tard.

Cette hypothèse du développement intra-cellulaire du cancer est d'autant plus probable que dans une même tumeur on peut souvent trouver des cellules dans toutes les phases de leur évolution ; c'est ainsi qu'il n'est pas rare de rencontrer une grande cellule contenant dans son intérieur d'autres cellules plus petites, qui à leur tour contiennent de petits noyaux cancéreux granulés ; de telle sorte qu'on a ainsi sous les yeux quatre générations :

1° La grande cellule ou la cellule mère (fig. 32 B); 2° les petites cellules contenues dans la précédente; 3° les noyaux cancéreux; 4° les granules ou nucléoles contenus dans ces derniers.

On conçoit, d'après ce court exposé, combien les différentes tumeurs cancéreuses devront varier d'aspect suivant que la portion de tissu examinée sera composée de cellules parvenues à l'une quelconque de ces quatre périodes de développement. Ordinairement on les trouve toutes les quatre, il faut seulement observer alors que les cellules mères sont les plus rares, puis viennent ensuite les cellules à noyaux, puis les noyaux.

Le diagnostic du cancer par l'examen microscopique peut donc, suivant ces différents cas, être plus ou moins certain.

Les cellules mères sont les plus caractéristiques. Elles sont en général ovoïdes et non aplaties comme les feuillets épithéliaux. La membrane qui les forme est très finement chagrinée. Ces cellules sont très molles et peuvent prendre toutes les formes imaginables sous l'influence des pressions ou des tractions auxquelles elles sont soumises dans les tumeurs. Aussi en trouve-t-on qui sont allongées et ovoïdes, en raquette, cylindroïdes, fusiformes, etc., etc. Cette variété dans l'aspect sert même à les faire reconnaître, mais ces différentes formes étant accidentelles ne peuvent servir à établir divers genres de cellules. Enfin leur diamètre considérable ne permet de les confondre avec aucun élément connu existant à l'état normal dans le corps humain. Il est facile, en faisant glisser le couvre-objet sur le porte-objet, de s'assurer que les cellules cancéreuses ne sont pas aplaties, et qu'elles sont molles et susceptibles de céder au moindre effort. Ces cellules sont tout à fait caractéristiques, et ce sont elles surtout qu'il faut rechercher lorsqu'il s'agit de décider la nature d'une tumeur.

Les cellules à noyaux diffèrent des autres éléments connus par leur forme plus ou moins ovoïde ou déformée, par leur diamètre, et surtout par la présence dans leur intérieur de plusieurs noyaux cancéreux. Parmi ces cellules, on en trouve qui ne contiennent qu'un seul noyau, elles sont bien moins caractéristiques que celles qui en contiennent plusieurs. Les cellules à noyau, bien caractérisées, suffisent pour permettre d'affirmer que le tissu que l'on examine est du cancer, mais, elles ont bien moins de valeur que les cellules mères, aussi faut-il toujours tacher de trouver ces dernières, ce à quoi on arrive le plus souvent en prolongeant suffisamment les recherches (quelquefois plusieurs heures sont nécessaires) et en ayant le soin de ne pas trop frotter le couvre-objet sur le porte-objet pendant la préparation, car le volume des cellules mères est assez considérable pour qu'on puisse ainsi les briser.

Le diagnostic des tumeurs qui ne renferment que des noyaux cancéreux est beaucoup plus difficile, en effet, les caractères bien tranchés manquent. Le noyau cancéreux est un corps plus ou moins sphérique, et contenant des granulations ;

mais les corps présentant le même aspect au microscope sont assez nombreux dans l'économie pour qu'il soit prudent de se tenir sur la réserve et ne pas se prononcer. En agissant autrement, on s'exposerait à confondre avec les noyaux cancéreux du muco-pus, certaines cellules épithéliales réduites à leurs noyaux, et quelques variétés de tumeurs fibro-plastiques. Ordinairement, dans ces cas, le micrographe s'aide d'éléments de diagnostic tirés de l'aspect de la tumeur, de la résistance au scalpel, des antécédents, etc. Dans ce cas, il ne fait plus de la micrographie, mais bien de la clinique, et, pour qu'on n'accuse pas plus tard le microscope des erreurs qui peuvent être commises, il est juste qu'il dise exactement quelle a été la part de l'examen microscopique pour asseoir son jugement.

Je ne dirai rien de l'examen des granulations isolées, comme élément de diagnostic. Seules, elles sont évidemment d'une valeur nulle, puisqu'on ne peut observer aucun détail de leur structure, à cause de leur petitesse. Dans les derniers noyaux cancéreux d'une cellule mère ou d'une cellule à noyaux, leur valeur devient, au contraire, plus grande.

Les tumeurs cancéreuses renferment toujours un grand nombre de corps étrangers à la cellule, et qui sont faciles à reconnaître. Tels sont, d'abord, le tissu fibreux (fig. 32 E), composé de fibres parallèles très-fines, plus ou moins contournées, et qui forment le squelette de la tumeur. Ces fibres, suivant qu'elles sont plus ou moins nombreuses, donnent à la tumeur sa dureté. Le squirrhe en contient une grande quantité ; l'encéphaloïde en contient bien moins.

On trouve encore comme élément constant dans le cancer, le tissu graisseux, qui dans la préparation se présente sous la forme de gouttelettes sphériques ue matières grasses (fig. 32 F).

Enfin, on observe des débris de l'organe envahi, tels que fibres musculaires, tendineuses, vaisseaux, foyers apoplectiques, etc., etc.

Pour faire la préparation microscopique, il suffit de prendre avec la pointe du scapel un peu de tissu ramolli, que l'on dépose sur le porte-objet, et auquel on ajoute une goutte d'eau.. Pour le squirrhe, on pratique une section dans la tumeur et on exprime une goutte du suc cancéreux. Il faut se rappeler qu'un frottement un peu fort brise les cellules les plus caractéristiques.

Voici quels sont les diamètres des principaux éléments du tissu cancéreux :

Cellules mères...... 0,05   et plus.
Cellules simples..... 0,015 à 0,02 et plus.
Noyaux.............. 0,007 à 0,02.
Nucléoles.......... 0,0025 à 0,004 et plus.

Ce que nous avons dit du développement du cancer explique suffisamment pourquoi chacun de ces éléments n'a pas une grandeur parfaitement définie.

§ 10.

TUMEURS ÉPITHÉLIALES.

Quelques tumeurs ayant tous les caractères cliniques du cancer se présentent, quand on les examine au microscope, comme entièrement formées de feuillets épithéliaux pavimenteux. Ces feuillets sont souvent déchirés ; mais il est toujours possible d'en rencontrer d'entiers ; ils sont du reste si semblables à ceux qu'on obtient en râclant une muqueuse avec un scalpel que nous renvoyons pour leur description à celle de l'épithelium pavimenteux lui-même (fig. 20).

Comme ces tumeurs présentent dans les antécédents du malade, la marche, la durée, la terminaison, le diagnostic, le pronostic et le traitement une analogie complète avec les tumeurs cancéreuses proprement dites, on les a confondues avec ces dernières jusqu'au jour où le microscope a prouvé qu'elles étaient formées par un tissu très-répandu dans l'économie, tandis que le cancer véritable était formé par un élément nouveau et sans analogue.

Une différence si fondamentale entre des maladies en apparence si identiques a dû exciter la défiance, mais les caractères micrographiques du cancer et de l'épithelium sont si nets, si tranchés, que le doute aujourd'hui n'est plus permis, et qu'il est rationnel de maintenir la distinction établie par les micrographes.

Quelle est actuellement la valeur des observations microscopiques relativement au cancer ? Cette question est devenue dans ces dernières années l'origine d'une discussion très-vive et qui eût été très-simplifiée si on l'avait successivement envisagée au point de vue exclusivement clinique, et au point de vue scientifique.

Il est bien certain que le clinicien parvient, le plus souvent, à diagnostiquer une tumeur cancéreuse sans avoir besoin de microscope. La distinction des tumeurs épithéliales est inutile pour lui, puisque cette distinction ne change rien à la marche et au traitement de la maladie. Ce n'est que dans les cas douteux, qui sont de beaucoup les plus rares, que le microscope peut lui être de quelque secours. Au point de vue scientifique, il est au contraire fort intéressant de constater d'abord l'analogie complète du squirrhe et de l'encéphaloïde, et de prouver ensuite que deux tumeurs complètement semblables en apparence peuvent présenter néanmoins entre elles une différence aussi profonde que celle qui existe entre la cellule cancéreuse et le feuillet épithélial pavimenteux. On ne peut nier que, sous ce rapport, le microscope n'ait rendu un service à la science.

Les jeunes feuillets d'épithélium pavimenteux ont de 0,012 à 0,015 ; les feuillets les plus grands ont de 0,05 à 0,1. Les noyaux ont de 0,005 à 0,015.

§ 11.

TUMEURS FIBRO-PLASTIQUES.

Quelques tumeurs se présentent au microscope comme formées par des cellules bien plus petites que les cellules cancéreuses ou les feuillets épithéliaux, remarquables par leur transparence et leur similitude entre elles. Ces cellules ne renferment jamais qu'un noyau qui est plus sombre, central, et quelquefois ponctué. Elles se présentent avec toutes les formes comprises entre la cellule ronde et la fibre ; c'est-à-dire qu'on en rencontre de rondes, d'ovales, de fusiformes et de franchement fibreuses. Les tumeurs que ces cellules forment par leur agglomération sont d'autant plus molles que la forme de la cellule diffère plus de la fibre. Dans quelques variétés de tumeurs, les noyaux existent seuls. Ce tissu, qui est semblable au tissu cellulaire en voie de formation, a été appelé fibro-plastique (fig. 33).

La cellule fibro-plastique diffère de la cellule cancéreuse par ses dimensions qui sont plus petites, sa plus grande transparence, son noyau central toujours unique, et l'absence de cellules mères. Elle diffère du feuillet épithélial par ses dimensions beaucoup plus exiguës, et par sa tendance à passer insensiblement de la forme circulaire à la forme fibreuse. Le diagnostic est donc assez facile, surtout quand on peut observer dans la même tumeur des cellules de transition entre la forme circulaire et la fibre proprement dite, ce qu'il faut toujours chercher avec soin.

Le diagnostic des cellules fibro-plastiques réduites à leur noyau est fort difficile, sinon impossible ; les caractères importants manquent, et il vaut mieux, dans ce cas, se tenir sur la réserve. Notons que souvent on a fait un grand abus du mot fibro-plastique, et qu'on a donné ce nom à des éléments fort différents de celui que nous venons de décrire.

Diamètre moyen des cellules fibro-plastiques, 0,015, noyau 0,007 à 0,01.

§ 12.

DU TUBERCULE.

Dans le tubercule à l'état cru, on rencontre un grand nombre de corpuscules dont la forme était primitivement sphérique, mais qui étant pressés fortement les uns contre les autres ont pris une forme irrégulièrement polyédrique (fig. 34 A). Cette forme *polyédrique par pression* se rencontre très-souvent dans l'examen des objets microscopiques, telles sont par exemple un grand nombre de fécules et les cellules qui forment la plupart des tissus végétaux, etc. La forme polyédrique par pression se reconnaît très-facilement à ce que 1º les facettes des polyèdres sont irrégulières, et 2º à ce que les angles dièdres ou trièdres ne sont jamais terminés par des arètes vives, mais bien par une arète arrondie. Lorsqu'un corps soumis à l'examen microscopique présente la forme polyédrique par pression, cela prouve simplement que ce corps formé par un tissu plus ou moins mou a été soumis à une pression capable de le déformer. Cette forme ne peut donc nullement nous éclairer sur la nature intime d'un élément histologique, elle n'est que fortuite, et ne peut entrer en ligne de compte lorsqu'il s'agit de se prononcer sur la nature intime d'un corps : mais lorsqu'elle est constante, elle peut servir à établir un diagnostic. La coloration de ces corpuscules est jaune clair, mais cette teinte est tellement faible qu'à l'examen microscopique, il faut de l'attention pour la constater. Cette coloration varie du reste suivant les individus, elle est manifestement plus forte chez quelques malades ; les tubercules de la vache ont une teinte jaune chamois.

Les globules tuberculeux sont transparents et renferment dans leur intérieur de petits corps opaques, à peu près sphériques, et qu'on appelle granules. Ces granules sont au nombre de 2 à 10 et plus, leur diamètre varie de 0,001 à 0,002. Il est impossible avec nos instruments actuels de découvrir des traces d'organisation dans ces granules.

L'acide acétique rend la substance qui forme le corpuscule tuberculeux plus diaphane et plus transparente. Les granules semblent au contraire résister à ce réactif qui permet de les observer avec plus de facilité.

Outre les corpuscules tuberculeux que nous venons de décrire, on rencontre toujours dans le tissu tuberculeux de petits corps tout à fait semblables aux granules englobés dans les corpuscules tuberculeux. Ces granules moléculaires du tubercule existent en très-grand nombre à l'état isolé, mais il est impossible de les distinguer de ceux qu'on

rencontre dans un très-grand nombre de circonstance, soit à l'état normal soit à l'état pathologique.

Pendant le ramollissement, la matière qui réunit
entre eux les corpuscules tuberculeux devenant
plus liquide, ceux-ci reprennent peu à peu leur
forme sphérique, en augmentant légèrement de
volume (fig. 34 B).

Les caractères que nous venons d'indiquer permettent assez facilement de reconnaître le corpuscule tuberculeux, la forme polyédrique que ces
corpuscules affectent avant le ramollissement,
l'absence de nucléole, la présence des granules
moléculaires, soit libres, soit enclavés dans les corpuscules rendent le diagnostic assez facile. Ajoutons encore que le micrographe s'aide presque toujours des données tirées de l'examen de l'organe
malade, du siège de la maladie, etc.

Mais que deviendront tous ces caractères, si au
lieu de les envisager comme des moyens de diagnostic, nous venons à discuter leur valeur pour
arriver à donner au tubercule une place dans le
cadre nosologique ?

La forme polyédrique suffit-elle pour faire du
tubercule une production morbide hétéromorphe ?
évidemment non, puisque cette forme n'a été donnée au corpuscule tuberculeux qu'après coup. Il
serait resté sphérique s'il avait eu assez d'espace
pour se développer, cette forme n'est donc qu'un

accident ; des globules purulents pressés les uns contre les autres prendraient une forme semblable, de telle sorte que ce caractère, précieux quand il s'agit d'établir le diagnostic, devient nul quand il faut discuter la nature de la phthisie.

Certainement, personne ne pourra confondre le corpuscule tuberculeux, et la cellule cancéreuse, et c'est avec raison qu'on fait de cette cellule un élément spécial, car elle présente des caractères qui permettent de la distinguer sûrement des autres tissus, mais si nous venons à comparer le corpuscule tuberculeux au globule pyoïde (c'est-à-dire au globule purulent moins les nucléoles), au globule muqueux et au globule blanc du sang, le problème sera beaucoup plus difficile, pour ne pas dire impossible. Comparons d'abord les dimensions. D'après Lebert qui a pris ces mesures avec le plus grand soin, le diamètre du tubercule cru varie entre 0,005 et 0,0075. Quelquefois il atteint le diamètre de 0,01, et sur 16 observations ce chiffre est atteint cinq fois.

D'après le même auteur, la dimension des globules purulents varie entre 0,0075 et 0,0125 ; nous pouvons donc en conclure que le globule tuberculeux est un peu plus petit que le globule purulent, mais la différence n'est pas très grande, et ce caractère doit perdre encore de sa valeur si l'on réfléchit que le globule tuberculeux est ordinairement comprimé, et que son diamètre augmente d'une manière notable lorsque, par suite du ramollissement, il peut reprendre son volume normal. Les globules blancs du sang ont exactement les dimensions des globules purulents, ce que nous avons dit des uns se rapporte aux autres. Quant aux globules pyoïdes, on en a rencontré dont le diamètre variait entre 0,0075, 0,01 et même 0,011.

Les granules moléculaires qui accompagnent toujours les tubercules ont de 0,0012 à 0,0025, les granules moléculaires qui nagent librement dans le pus ont de 0,0016 à 0,0025 ; les granules moléculaires contenus soit dans les globules de pus, soit dans les globules pyoïdes, soit dans les globules tuberculeux, ont exactement les mêmes dimensions que les granules moléculaires qui nagent librement dans le liquide, et l'examen microscopique ne peut faire découvrir de différence, entre les granules libres, et les granules englobés.

Le nombre des granules contenus dans le corpuscule tuberculeux est de 3, 5, 10 et quelquefois au delà ; le nombre des granules du globule pyoïde est de 4 à 10 et au delà. La couleur du globule tuberculeux est jaune clair, ainsi que celle du globule pyoïde. Cette coloration est du reste assez variable car elle change sous l'influence de certaines maladies, et n'est pas la même chez les différents animaux. Ajoutons enfin que les réactifs ont une action analogue sur tous ces corps, et que l'acide acétique par exemple rend dans tous les cas la substance englobante plus transparente sans la dissoudre, et permet de mieux observer le contenu des globules.

Tels sont les caractères qui permettent de distinguer les globules tuberculeux des globules pyoïdes muqueux ou blancs. L'observation ne montre pas autre chose; maintenant est-il permis, *en s'en tenant seulement à l'examen microscopique*, de faire du tissu tuberculeux un tissu hétéromorphe? Je ne le pense pas, et un fait assez curieux vient à l'appui de cette opinion. Si on examine dans les auteurs qui ont défendu avec le plus de talent l'individualité des globules blancs, tuberculeux, muqueux et pyoïdes, les figures de ces différents éléments histologiques, il est absolument impossible d'y découvrir la plus légère différence.

§ 13.

HYPERTROPHIES GLANDULAIRES.

Toute glande renferme toujours un assez grand nombre de tissus, tels que vaisseaux, nerfs, tissu cellulaire, musculaire, fibreux, tissu spécial à chaque glande, épithelium, etc. — L'hypertrophie peut porter sur tous ces tissus à la fois, elle est dite alors générale. L'organe hypertrophié conserve tous ses caractères physiques et anatomiques ; aussi une semblable hypertrophie n'est-elle jamais confondue avec une autre maladie.

L'hypertrophie partielle, au contraire, est celle qui porte sur un tissu spécial, qui, se développant outre mesure, modifie nécessairement les caractères physiques de l'organe qui est le siége de la maladie. C'est ainsi que le développement anormal du tissu fibreux dans une glande, lui donnera une résistance qui pourra faire croire à l'existence d'un squirrhe ; si, au contraire, les culs-de-sac glandulaires d'une glande en grappe viennent à acquérir un volume trop considerable, on pourra confondre la tumeur qui en résultera avec un encéphaloïde.

Les hypertrophies glandulaires, ou tumeurs adénoïdes, ne récidivent pas après l'opération, et comme dans aucun cas elles ne peuvent donner lieu à la cachexie cancéreuse, leur pronostic est beaucoup plus favorable ; dès lors, il est de la plus haute importance de les diagnostiquer.

Nous ne pouvons décrire ici toutes les hypertrophies glandulaires, parce qu'elles varient d'aspect, non seulement suivant que tel ou tel tissu est hypertrophié, mais encore suivant la nature de la glande. Nous rappellerons seulement (et cette règle s'applique à l'examen de toutes les tumeurs) qu'il est de la plus haute importance pour arriver à un bon résultat, que le micrographe, avant d'examiner le tissu malade, ait une connaissance exacte de ce qu'était le tissu sain. Sans cette étude préalable, la moindre difficulté dans l'observation deviendra une cause d'erreur.

Dans les glandes acineuses ou en grappes, l'hypertrophie porte souvent sur les culs-de-sac glandulaires, dont la cavité est tapissée par de l'épithélium pavimentum. Cet épithélium, qui est souvent nucléaire (c'est-à-dire réduit à son noyau), peut aussi se présenter sous la forme de feuillets plus ou moins complets. On conçoit qu'un corps, dont l'une des extrémités est sphérique et qui présente dans son intérieur un nombre plus ou moins considérable de cellules ou noyaux, ait pu être pris pour une cellule cancéreuse. L'erreur est cependant facile à éviter ; en effet, le cul-de-sac glandulaire n'est en général jamais fermé de toutes parts, l'une de ses extrémités est bien sphérique, mais l'autre se prolonge en tube, et est déchirée. De plus, l'épithélium, soit nucléaire, soit complet, qui tapisse la cavité, forme une surface régulière ; les feuillets épithéliaux sont rangés les uns à côté des autres, de manière à former une membrane, tandis que lorsqu'on examine un tissu cancéreux ou fibro-plastique, les cellules sont éparses dans toute la masse du tissu. Enfin les mesures micrométriques peuvent également être d'un grand secours.

Lorsqu'on a observé tous ces caractères dans une tumeur dont le siége est une glande acineuse, on peut affirmer que la tumeur est une hypertrophie des culs-de-sac glanduleux et non un cancer. Cet exemple suffira pour donner une idée de la marche à suivre dans les cas analogues.

§ 14.

TUMEURS ADIPEUSES.

Quelques tumeurs sont formées exclusivement par du tissu cellulaire contenant dans ses aréoles de la graisse. Les cellules adipeuses peuvent acquérir un volume quelquefois considérable ; elles sont fusiformes et visibles à l'œil nu.

Lorsqu'on les brise entre les lames de verre, on reconnaît qu'elles sont formées par une membrane translucide, pointillée, dont les fragments se réunissent entre eux ; et en matière grasse qui prend la forme de globules si on a ajouté de l'eau.

Dans une tumeur volumineuse de ce genre, enlevée le 29 décembre 1856 par le baron Larrey, j'ai trouvé que la moyenne du grand axe des cellules était 0,36, quelques-unes atteignaient 0,54.

§ 15.

GALE.

L'histoire de cette maladie est plus propre que toute autre à démontrer combien l'observation exacte est difficile. L'acarus de la gale a jusqu'à un tiers de millimètre, il est par conséquent très visible à l'œil nu, et lorsqu'on le dépose sur une surface noire, il est facile de le voir s'agiter et marcher. Avenzohar, mort en 1162, en parle d'une manière non douteuse, sans toutefois penser qu'il soit la cause de la maladie. Ce n'est qu'au XVIᵉ siècle que son véritable rôle est signalé. Scaliger décrit sa forme globuleuse, sa petitesse qui est telle qu'on le voit à peine. Il parle des sillons qu'il creuse sous l'épiderme, sillons d'où il est facile de l'extraire avec une épingle. Ambroise Paré en parle également. Un auteur anglais, Mouflet, dans un livre publié en 1634, fait remarquer que les gens du peuple retirent les acarus avec une épingle, et que l'acarus n'habite jamais les vésicules. Puis, malgré tous ces importants témoignages auxquels il faut ajouter ceux de de Geer, Wichmann, etc., l'acarus fut de nouveau mis en doute, des dermatalogistes tels qu'Alibert et Biett, nièrent son existence, et leur opinion entraîna pendant 15 ans en France celle des autres observateurs.

A cette époque Galès annonce qu'il a retrouvé l'acarus et appuie son assertion en l'extrayant publiquement des vésicules qui couvrent la peau des malades; mais en réalité cet individu qui réussit à surprendre la bonne foi des savants les plus éclairés, ne montrait que des acarus du fromage qu'il déposait adroitement sur le porte-objet du microscope. Quoique l'acarus du fromage présente avec celui de la gale de notables différences, l'imperfection des microscopes, et le peu d'habitude qu'on avait alors d'observer avec cet instrument, expliquent comment l'erreur était possible. Quoi qu'il en soit, sur la foi de ceux que Galès avait trompés, l'existence de l'acarus fut admise de nouveau pendant 18 ans, mais comme personne ne put répéter avec succès ses expériences, le doute revint, et l'existence de l'acarus fut niée de nouveau, à tel point que Lugol s'engagea à donner cent écus à celui qui lui montrerait l'insecte de la gale. Ce fut alors qu'un étudiant corse, M. Renucci, se rappelant ce qu'il avait vu faire maintes fois aux gens du peuple, montra où il fallait chercher l'acarus et fit admettre définitivement son existence dans la science. L'histoire de la découverte de l'acarus fournit plus d'un grand enseignement, c'est pour cela que nous avons cru devoir la rappeler en quelques mots.

L'acarus femelle de la gale de l'homme (fig. 44) a environ un tiers de millimètre d'avant en arrière, il est un peu moins large, de telle sorte que sa forme est oblongue. Il est blanchâtre, mais les pièces qui constituent son squelette ont une teinte rouge brique. La face dorsale est très convexe, elle présente des appendices cornés, pointus, dirigés en arrière, et d'une grandeur telle que, quel que soit le point où ils s'insèrent, toutes leurs pointes se trouvent sur un même plan. Ces appendices sont de deux espèces, ainsi qu'on peut le voir sur la figure, et ils servent, en s'appuyant sur la paroi du sillon, à fournir à l'animal un point d'appui solide pour avancer.

La face ventrale est légèrement convexe. Elle est sillonnée par des plis qui disparaissent quand l'animal est distendu par la nourriture.

La face inférieure forme, à son point de réunion avec la face supérieure qui la déborde un peu, les bords, dont la forme légèrement sinueuse à l'état de vacuité, semble indiquer des traces de segmentation. Cette disposition des deux faces à leur point de jonction fait assez bien ressembler l'acarus à l'état de vacuité à une tortue. C'est sur cette face ventrale que s'insèrent les membres et la tête, on y remarque ainsi que sur la face dorsale quelques poils dont le nombre et la position sont définis.

Les parties solides de l'acarus se distinguent facilement à leur couleur rouge brique, l'une d'elles, placée sur la ligne médiane, est le sternum qui, par sa partie antérieure bifurquée , fournit des points d'appui à la première paire de pattes.

Ce point d'appui manquerait aux trois dernières paires, s'il n'était fourni par les *épimères*, sortes de pièces analogues à l'omoplate, et qui forment la première pièce solide de chacun des trois membres postérieurs.

Les pattes sont au nombre de six à la naissance de l'acarus (fig. 45); après sa métamorphose, il en a huit.

Chaque patte présente une série d'articulations très compliquées, et dont la figure pourra donner une idée (fig. 46). L'extrémité des deux premières paires de pattes est garnie de poils et donne naissance à l'ambulacre, qui se compose d'un long tube terminé par une surface en forme d'entonnoir très peu profond et qui n'est autre chose qu'une ventouse. Les pattes postérieures se terminent par un poil. La tête de l'animal présente un grand nombre d'organes. On peut y distinguer deux lèvres, des mandibules, des mâchoires, etc. Mais il faut une étude très attentive pour découvrir tous ces organes. On voit en outre le commencement du conduit œsophagien, qui ne tarde pas à se perdre dans le tissu sarcodique qui forme le corps.

Quand l'acarus dort, il retire sa tête et ses pattes sous le tégument dorsal, absolument comme le fait une tortue. La marche se fait surtout au moyen des points d'appui que les ventouses des ambulacres prennent sur tous les objets environnants ; elle est assez rapide pour qu'un de ces petits animaux puisse aller de la main à l'épaule en dix minutes. La température élevée du corps humain semble être la plus favorable à l'existence de l'acarus ; en été, il peut vivre hors de son sillon pendant plus de deux jours, en hiver, quelques heures suffisent pour le tuer. L'air lui est aussi nécessaire, et ne pourrait pénétrer au fond du sillon dans lequel il vit, si l'animal n'avait soin, chaque fois qu'il s'arrête, de pratiquer à l'épiderme qui le recouvre une ouverture pour lui donner accès. La respiration du reste n'a nullement lieu par des trachées, et cette circonstance explique pourquoi l'animal résiste aux applications huileuses, et peut vivre dans la sérosité purulente dont il provoque la formation. Elle a lieu par une sorte de déglutition de bulles d'air, qui pénètrent par un conduit spécial dans le tissu sarcodique dont nous avons déjà parlé, et dans lequel, probablement à cause de l'imperfection de nos instruments, nous ne découvrons aucune organisation. C'est également dans ce tissu sarcodique que se voient sans position fixe les matières fécales qui sont noirâtres, et que l'animal dépose dans son sil-

lon où elles forment des points noirs visibles à la
loupe.

L'acarus subit, à une certaine période de son
existence, une véritable métamorphose, à la suite
de laquelle il se trouve avoir une paire de pattes en
plus. Cette métamorphose est une sorte de mue.
Toute la partie tégumentaire se détache, et un autre tégument se sécrète en dessous. Puis l'animal
fend cette enveloppe et en sort à l'état d'insecte parfait. Il est probable, qu'en outre, il subit plusieurs
mues successives, car on rencontre quelquefois
des insectes en voie de dépouillement, et le nombre
des dépouilles est assez grand pour qu'on les trouve
avec facilité. Notons que ces dépouilles contiennent
les parties solides du squelette et qu'il faut une
grande attention pour ne pas les confondre avec un
animal mort.

L'acarus mâle (fig. 47) ne fait pas de sillon, il a environ un cinquième de millimètre en long, il est
donc beaucoup plus petit que la femelle. Il porte les
organes sexuels entre les épimères des pattes postérieures : pour les observer, l'insecte doit être couché sur le dos. La figure que nous donnons à la fin
de ce volume suffit pour donner une idée de cet
appareil compliqué. Le pénis qui est invisible ici,
peut sortir de sa gaine par une ouverture placée
près de l'anus. On peut voir également que les épimères des troisièmes pattes sont réunies avec celles

des quatrièmes, ce qui n'a pas lieu chez la femelle. Enfin, la dernière paire de pattes qui, chez la femelle, est garnie d'un poil seulement, porte chez le mâle un ambulacre à ventouse, circonstance qui explique la rapidité de sa marche. Toutes ces différences sont tellement tranchées qu'il suffit d'un coup d'œil pour distinguer le mâle de la femelle.

A l'état de larve, l'acarus mâle ne diffère en rien de la femelle ; on ne peut le distinguer qu'après la première mue qui en fait un insecte parfait. Il se contente de se cacher sous l'épiderme pour y trouver un abri, et y puiser sa nourriture ; mais il ne fait pas de sillon, aussi est-il beaucoup plus difficile à trouver.

L'acarus femelle, lorsqu'il est devenu propre à la reproduction, ne creuse cependant pas encore de sillons. Il se cache sous l'épiderme qu'il incise et dont il soulève une pellicule ; il abandonne rarement ce gite. Le mâle, au contraire, sort toutes les vingt-quatre heures, et grâce à l'agilité de sa marche, peut en quelques heures explorer une grande surface du corps. Il est probable que l'accouplement a lieu dans le gite même de la femelle, qui, dès lors, est fécondée *pour toujours.*

Cette fécondation unique qui rend la femelle féconde à tout jamais, est un fait remarquable, au point de vue scientifique et clinique. Chez d'autres acariens, ce fait est plus saillant encore, car la fe-

melle est pourvue après la première mue de tubercules qui permettent l'approche du mâle. Après la
fécondation, ces organes, devenus inutiles, disparaissent à la mue suivante, et c'est alors seulement
que les œufs apparaissent.

Immédiatement après la fécondation, l'acarus femelle s'enfouit sous l'épiderme, et commence le
sillon dont elle ne doit plus sortir, si rien ne vient
la gêner.

L'œuf est un ovoïde de 0,2 de long (fig. 48). Il
réfracte fortement la lumière, au moment où il vient
d'être pondu ; il est formé d'une enveloppe lisse,
contenant un liquide dans lequel nagent quelques
granules moléculaires. Après le troisième jour,
quelques cellules apparaissent ; au quatrième, une
seconde membrane se dessine sous la première, et
se forme aux dépens des cellules qui viennent de
prendre naissance. Cette seconde membrane s'isole
de la première, dont elle est séparée par un espace plus ou moins considérable et rempli d'air.

Au cinquième jour, quelques linéaments solides
se dessinent ; au sixième, on distingue les pattes et
une voussure qui occupe la place de la tête ; les
jours suivants, les pattes s'effilent, et les différents
organes prennent un caractère plus tranché et
mieux défini. Enfin, vers le dixième jour, dans les
conditions normales, le jeune acarus brise son en-

veloppe et jouit d'une agilité bien plus considérable que celle qu'il aura à l'état adulte.

Les œufs, du reste, ne paraissent pas se former dans un organe spécial. Ils occupent différents points de la masse sarcodique abdominale, dans laquelle viennent se rendre les aliments et les gaz introduits par la respiration.

Chaque ponte est d'environ quatre œufs. Pendant toute sa durée, l'acarus reste immobile, tandis que dans toute autre circonstance il avance environ d'un millimètre par jour. Les œufs forment un point blanc dans le sillon, tandis que les matières fécales, faciles à reconnaître à leur couleur brune, sont déposées par lui à une assez grande distance. Les œufs adhèrent assez fortement aux tissus, et l'acarus a le soin de pratiquer à leur niveau, dans l'épiderme, une petite ouverture qui permet à l'air dont ils ont besoin d'arriver jusqu'à eux.

L'étude des acarus des différents animaux est non-seulement curieuse au point de vue scientifique, elle est aussi utile au point de vue pathogénique, puisque dans certains cas les animaux peuvent transmettre la gale à l'homme. Cette étude a été faite avec beaucoup de soins par MM. Bourguignon et Delafond. Le premier de ces deux auteurs a publié seul, sur la gale humaine, un magnifique travail auquel nous avons fait de nombreux emprunts, et dans lequel le lecteur trouvera l'histoire complète de cette maladie.

Les acariens qui vivent en parasites peuvent se diviser en deux genres bien distincts. Le premier renferme les sarcoptes, dont le type est l'acarus de l'homme dont nous avons parlé. Les individus appartenant à ce genre ont des palpes distinctes et mobiles.

Le deuxième genre comprend, sous le nom de dermatodectes, les acariens, dont les palpes sont soudées en rostre, à l'aide duquel l'animal ponctionne la peau et aspire les produits de la sécrétion que la piqûre a déterminée.

Les sarcoptes comprennent quatre genres :

1º Sarcoptes scabiei. Mâle : épimères des pattes postérieures réunies par paires ;

2º Sarcoptes suis. Mâle : épimères des pattes postérieures réunies tous ensemble ;

3º Sarcoptes cati. Mâle : épimères des pattes postérieures séparées ;

4º Sarcoptes capræ. Mâle : épimères des pattes postérieures séparées ; la troisième paire de pattes se termine par une ventouse.

Ce dernier caractère, ainsi qu'un grand nombre d'autres considérations, font de ce sarcopte une espèce de transition entre les sarcoptes proprement dits et les dermatodectes. En réalité, cet acarien appartient au premier genre par la portion céphalique du corps, et au second par la portion abdominale.

Le sarcopte scabieï habite sur l'homme, le chien, le lion et le cheval ; les autres vivent sur les animaux auxquels ils empruntent leurs noms ; tous, à l'exception du sarcopte de la chèvre, creusent des sillons.

Les dermatodectes, qui forment le deuxième genre, ne creusent jamais de sillons ; ils vivent en troupes à la surface de la peau, cachés dans la fourrure et abrités sous les croûtes galeuses que leur présence fait naître. Cette différence dans l'habitat se traduit nécessairement dans leur organisation par des modifications profondes. Le sarcopte confiné dans son terrier a des membres trapus, susceptibles de produire des mouvements peu étendus, mais très-énergiques. Le dermatodecte, au contraire, a des membres allongés qui se prêtent à la marche rapide ; c'est un coureur. Son dos est dépourvu des saillies pointues qui donnent au sarcopte enfoui dans sa galerie un point d'appui si solide pour creuser en avant. Souvent les pattes sont armées d'un crochet bifide destiné à se fixer sur les poils de la fourrure et faciliter la marche.

C'est l'appareil buccal qui présente les différences les plus profondes entre les sarcoptes et les dermatodectes. Chez les premiers, il se compose de palpes et de mandibules non soudés. Chez les secouds, les palpes, prolongés, sont soudés et forment un tube qui renferme les mandibules allongées et terminées par des appendices tranchants. L'animal est un véritable suceur. Le dermatodecte femelle, après sa métamorphose, présente deux tubercules, qui correspondent chez le mâle à deux ventouses. C'est à cette époque que la fécondation s'opère. A la métamorphose suivante, les tubercules, devenus inutiles parce que l'animal est fécondé pour toujours, disparaissent, et les œufs ne tardent pas à se développer. Il paraît, du reste, que les acariens, comme la plupart des arachnides, sont venimeux. Selon toutes probabilités, leur présence développe une irritation dont les produits sont en rapport avec leurs besoins. Ce fait, du reste, est presque général pour tous les parasites, et, dans le cas qui nous occupe, il est démontré par l'expérience ; car si on inocule le suc filtré de quelques centaines d'acarus écrasés, on voit naître non seulement sur le point blessé, mais *sur des surfaces très-éloignées*, une éruption qui peut persister plus d'un mois. Cette éruption générale, survenue à l'occasion d'un accident local, est sans contredit un des points les plus curieux de l'histoire de l'acarus.

6*

§ 16.

ÉCHINOCOQUES.

On rencontre quelquefois dans le foie de l'homme ou dans d'autres organes un grand nombre de vésicules sphériques, formées par une membrane semi-transparente, et qui contiennent dans leur intérieur un liquide très-limpide. Le diamètre de ces vésicules est variable ; celles que j'ai sous les yeux en ce moment ont depuis 2 jusqu'à 20 millimètres de diamètre, et sont parfaitement sphériques ; on en a rencontré qui avaient la grosseur d'une tête de fœtus à terme. On conçoit qu'un assez grand nombre de productions pathologiques puissent, en s'entourant d'un kyste, présenter le même aspect, mais les vésicules dont nous parlons sont faciles à distinguer, car elles n'ont jamais d'adhérence avec les tissus au sein desquels elles se sont développées, et on ne doit leur donner le nom d'acéphalocystes que lorsqu'elles présentent ce dernier caractère. Ces corps, qui, réunis souvent en nombre considérable, sont enveloppés par un kyste avec lequel ils n'ont pas de communications vasculaires, ont été considérés d'abord comme des animaux.

Lorsqu'on place un acéphalocyste entre l'œil et la lumière, il est possible, malgré l'opacité de la membrane qui les forme, de voir un assez grand nombre de petits corpuscules blanchâtres que leur pesanteur rassemble à la partie la plus déclive. Ces petits corpuscules sont les échinocoques.

Pallas, en 1766 et 1767, est le premier qui ait fait mention de ces animaux qu'il rapproche des tœnias. Quelques années plus tard, Gœze les mentionne et les appelle *de vrais tœnias*. Enfin, Rudolphi les décrivit avec soin et leur donna le nom qu'ils portent aujourd'hui. De nos jours, ils ont été étudiés avec soin par M. Livois (Thèse, Paris, 1843) et par M. Robin. Ce dernier a démontré, contrairement à ce qui est avancé par M. Livois, que quelques acéphalocystes ne contiennent pas d'échinocoques. Ils sont alors formés par une seule membrane, celle que nous avons décrite, contenant un liquide transparent et albumineux. Ce sont les acéphalocystes stériles, par opposition à ceux qui sont fertiles, et qui contiennent à leur intérieur une seconde membrane, dite fertile, découverte par M. Robin, et facile à reconnaître tant par sa position que par les gouttes d'huile qu'elle contient. Les échinocoques proviennent de cette seconde membrane à laquelle ils adhèrent d'abord par un pédicule plus ou moins long, et qui finit par se rompre (fig. 49).

L'analogie qui existe entre les portions céphaliques des échinocoques et des tœnias avait frappé les premiers observateurs, mais leur relation avec ces derniers avait échappé, lorsque M. Van-Beneden prouva expérimentalement que les cysticerques introduits dans l'estomac du chien, se transformaient en tœnias véritables. Cette brillante découverte expliqua dès lors le mode de reproduction et de dissémination de ces parasites. On sait que les tœnias ont des sexes séparés. L'accouplement a lieu dans l'intestin, et la femelle ne tarde pas à donner naissance à des œufs très-reconnaissables, mais dont l'évolution était assez difficile à suivre ; car ces œufs sont entraînés par les matières fécales, et on ne conçoit pas, s'il s'agit d'un carnivore, par exemple, comment ils pourront rentrer dans l'économie. Voici comment, selon toute probabilité, les choses se passent. Les œufs déposés sur l'herbe peuvent y conserver très-longtemps leur vitalité, et après un laps de temps plus ou moins long, ils sont ingérés par un herbivore dans l'économie duquel ils produisent le cysticerque, qui n'est dès lors plus une espèce à part, mais une sorte d'être intermédiaire. Le développement de ce cysticerque ne peut continuer dans l'économie de l'herbivore, car son milieu normal est le tube digestif d'un carnivore. Cette dernière période de son existence ne commence que lorsque l'herbivore sert de pâture au carnivore. C'est cette belle expérience qui a servi de point de départ dans les recherches de M. Van-Beneden.

Les échinocoques de l'homme appartiennent évidemment à cette catégorie d'êtres intermédiaires entre un tœnia et son œuf, mais on ignore encore la manière dont l'œuf ou son produit est porté dans l'intérieur des organes. Disons quelques mots de leur organisation.

L'échinocoque est un animal dont les tissus sont très mous. Sa longueur varie de 0,2 à 0,35, suivant que sa tête est rentrée ou non. On lui distingue une tête, un tronc et un pédicule ; mais pour bien voir tous ses organes, il faut étudier un animal dont la tête est sortie (fig 50). La tête se reconnaît facilement au rostre (fig. 50, A), sorte d'extrémité lisse, obtuse et au-dessous de laquelle se trouve la double couronne de crochets (fig. 50. B). Ces crochets (fig. 51) présentent une pointe, une protubérance médiane qui est articulaire, et sur laquelle ils basculent, et une autre extrémité à laquelle s'insèrent les fibres musculaires qui doivent le mouvoir. Les pointes, lorsque la tête est sortie, sont dirigées en bas. Ils sont au nombre de 44, mais comme ils tombent assez souvent, on en trouve ordinairement moins. La couronne la plus rapprochée du rostre est formée par des crochets plus longs. Chaque crochet de la couronne inférieure correspond à un intervalle de la couronne rostrale. Au dessous des crochets, la tête se renfle notablement, et présente quatre corps ovales reconnaissables à leur opacité (fig. 50. C), ce sont quatre ventouses. Au dessous des ventouses on remarque un rétrécissement plus ou moins marqué (fig. 50, D.) qui est le col, puis vient le corps de l'animal, qui est formé par une vessie plus ou moins grosse. (fig. 50. F) Tous ces tissus sont remplis par un liquide visqueux tenant en suspension un grand nombre de granulations, mais dans lequel on ne distingue pas d'organes. Si l'animal est encore adhérent à la membrane fertile, son corps se termine par un pédicule, sorte de cordon ombilical qui provient de cette membrane. Si l'animal est libre, on remarque habituellement à la place où le pédicule s'insérait, une légère saillie. Expliquons actuellement comment l'animal rentre sa tête.

Nous avons dit que les tissus qui le forment sont mous et élastiques. Supposons qu'avec un stylet obtus, et dirigé suivant l'axe du corps, nous venions à appuyer progressivement sur le rostre. Celui-ci, de convexe qu'il était. deviendra d'abord concave, en pénétrant un peu dans l'intérieur de la tête, puis les crochets dont les pointes étaient dirigées en bas, basculeront de telle sorte qu'ils suivront le rostre, les pointes étant dirigées en haut; puis viendront les ventouses, et tous ces organes pénétreront ainsi renversés dans le corps. Tel est le mouvement que l'animal exécute lui-même, à cette différence près que la convexité du rostre reste toujours la même. L'animal alors présente la forme de la fig. 52. Pour sortir sa tête, il exécute les mouvements inverses, et il est facile de voir que les crochets se présentent par leur pointe, et décrivent un arc de cercle qui leur permet de s'implanter dans les tissus de manière à fournir avec les ventouses au rostre, un point d'appui assez solide pour que celui-ci puisse s'enfoncer profondément dans les organes où l'animal trouvera sa nourriture.

§ 17.

VÉGÉTAUX PARASITES.

Un grand nombre de végétaux sont tellement petits que le secours du microscope est indispensable pour les étudier, les classer ou même seulement pour reconnaître leur nature végétale. Ces végétaux portent vulgairement le nom de moisissures, et ils se développent dans un grand nombre de circonstances. Si un liquide tenant en dissolution certaines substances organiques, a une réaction neutre ou légèrement alcaline, ce liquide en général se peuplera d'animaux infusoires ; si le liquide est acide, ce seront les végétaux microscopiques qui s'y développeront. L'air est toujours nécessaire à leur développement, et souvent ils croissent dans des milieux qui contiennent des poisons très-énergiques pour les animaux et les végétaux supérieurs. J'en ai observé dans une dissolution d'acide arsénieux, dans l'eau distillée. Il est probable que, sans la présence préalable d'une matière organique, leur développement s'arrêterait; mais, quelque soin que l'on prenne pour éloigner les matières organiques nécessaires à leur production, les poussières qui voltigent dans l'air viennent bientôt la leur fournir. Ce n'est pas, du reste, seulement au sein des liquides que les moisissures peuvent se former, elles croissent également bien sur les substances organiques, pourvu que celles-ci soient humides.

Il est important que le micrographe puisse reconnaître immédiatement la présence de ces champignons, et pour cela il faut étudier les différentes parties qui les composent : c'est ce que nous allons faire.

Si l'on abandonne pendant quelque temps à elle-même pendant l'été une dissolution d'acide gallique, on ne tarde pas à voir se former au sein du liquide des filaments blancs, transparents, qui bientôt deviennent plus nombreux et forment de petits flocons nageant dans la solution. Ces filaments, qui, examinés au microscope, sont formés de tubes, rameux et cloisonnés ou non, forment la partie essentielle des champignons microscopiques; on leur a donné le nom de mycélium ou support (fig. 35 A). Le mycélium manque dans le champignon de la fermentation ; mais, à part quelques rares exceptions, on le rencontre toujours, et il se présente toujours sous le même aspect. Il est donc très-facile de le reconnaître à la régularité des tubes qui le forment. Ces tubes s'enchevêtrent souvent de manière à former une membrane feutrée ; mais il est toujours possible, en désagrégeant un fragment de ce tissu, de reconnaître la nature des fibres qui le forment. On observe cette disposition feutrée dans le champignon de la teigne, etc.

Si une cause quelconque maintient au fond du liquide les flocons de mycélium, on les verra former des amas qui grossiront sans cesse jusqu'à ce qu'une cause étrangère, comme l'épuisement du liquide ou sa putréfaction, vienne les frapper de mort ; mais si quelques filaments peuvent arriver à la surface, ils donnent naissance à des rameaux (fig. 35, B) qui sortent du liquide et qui bientôt se recouvrent d'une poussière bleue que le moindre vent enlève et va porter au loin. Cette poussière, examinée au microscope, se trouve être formée de petits corps ronds parfaitement réguliers, durs, et ayant tous exactement le même diamètre (fig. 35, C). Des petits corps qui réfractent très-vivement la lumière sont les spores ou graines de la plante. Les spores sont quelquefois contenues dans une cellule qui ne paraît pas différer par sa forme des autres cellules du mycélium ; mais ordinairement il n'en est pas ainsi. Lorsqu'elles sont nues, elles peuvent former des chapelets le long de la cellule terminale d'un rameau (fig. 35, D). Souvent alors la forme de celui-ci est modifiée. Au lieu de se terminer simplement en cul de sac arrondi, cette cellule terminale s'élargit de manière à former une sorte de plateau convexe auquel on a donné le nom de réceptacle, et qui peut porter alors un certain nombre de spores nues (fig. 35, E).

Dans d'autres cas, le réceptacle donne insertion à une ou plusieurs poches sphériques ou ovoïdes dans lesquelles se trouvent un nombre infini de spores. Ces poches (fig. 35, F) s'appellent les sporanges ; elles se déchirent d'elles-mêmes à l'époque de la maturité et répandent leur contenu ; pour les observer, il faut bien se garder de mettre de l'eau sur la préparation, car ce liquide fait ordinairement éclater les sporanges avec rapidité, ainsi qu'il est facile de s'en assurer en ajoutant l'eau pendant qu'on regarde une sporange sèche ; quelquefois, elles sont contenues elles-mêmes dans un autre organe creux qui s'ouvre irrégulièrement ou qui laisse échapper son contenu par un pore terminal et qui est le conceptacle.

Les spores se distinguent des autres objets microscopiques par leur très-grande régularité et leur pouvoir réfringent. Ordinairement on en trouve des quantités innombrables. Lorsqu'on les examine par transmission, elles paraissent toujours incolores ; mais quand on les regarde par réflexion, elles sont jaunes, grises, brunes, bleues, noires, etc. Les spores libres sont excessivement dures et difficiles à briser. Les spores contenues dans des sporanges sont plus molles. Le contenu des spores paraît être un liquide, qui quelquefois tient en suspension des granules moléculaires vivement agités par le mouvement brownien. Enfin, en mettant une spore dans des conditions favorables, on ne tarde pas à la voir se développer et former un rameau de mycélium. Ce développement se fait par l'agrandissement dans un sens de la spore, qui se transforme successivement en ovoïde, puis en tube de plus en plus allongé dont l'intérieur reste libre ou se cloisonne suivant les espèces (fig. 35, H).

La reproduction des champignons se fait soit par scission de cellules du mycelium, soit par développement des spores ; mais dans certains cas, ces petites plantes paraissent naître spontanément. Si, en effet, en été, on abandonne une couche de crême ou de fromage blanc à lui-même, elle ne tarde pas à se couvrir exactement partout de filaments blancs qui bientôt donnent naissance aux spores bleues d'un pénicillium. On a cherché à donner plusieurs explications de ce fait. Un auteur a prétendu que les globules du lait se transformaient en champignons, mais cette théorie ne peut soutenir le plus léger examen. D'autres naturalistes pensent que les spores de ce champignon étant très légères, voltigent continuellement dans l'atmosphère, et se développent aussitôt qu'elles rencontrent un sol convenable. Il se pourrait en effet qu'une spore vint à se développer d'abord, puis à fructifier, et ensuite à ensemencer au loin toute la surface sur laquelle le hasard l'avait d'abord déposée. Malheureusement les choses ne se passent pas ainsi, on ne voit jamais un seul individu se développer primitivement, toute la surface se trouve uniformément envahie, et alors il faut admettre que l'air renfermant toujours une quantité innombrable de ces spores, toute la surface se trouve ensemencée du premier coup. Or, s'il en était ainsi, le microscope découvrirait très facilement ces spores soit dans l'air, soit dans le sol où la végétation doit se produire, l'expérience fournit toujours un résultat négatif. Reste donc la génération spontanée que je crois plus probable.

La description que nous venons de donner permettra sans peine au micrographe de reconnaître la présence d'un champignon. La détermination de son espèce est souvent très-difficile, et il faut nécessairement avoir recours pour résoudre ce problème aux traités spéciaux. Dans tous les cas, il faut s'arranger de manière à pouvoir observer autant que possible la fructification, car les organes de la reproduction présentent seuls des caractères assez nets pour déterminer les espèces.

Le sol sur lequel se développent les champignons est très variable, en général c'est un corps organique non atteint par la décomposition putride, et acide. Cette dernière circonstance est fort importante à noter.

Un grand nombre de champignons sont parasites de l'homme et des animaux, mais tous vivent *sur* et non *dans* les tissus. Il est plus que probable que l'alcalinité du sang est la cause de cet habitat. On sait au contraire avec quelle facilité l'intérieur même des tissus est envahi par les entozoaires. Dans la muscardine, cependant, les spores du végétal pénètrent dans les organes de la circulation du ver à soie, se mêlent aux corpuscules sanguins et ne tardent pas à s'y développer; mais, chose remarquable, le sang de l'animal, primitivement alcalin ou au moins neutre, ne tarde pas à devenir acide, et ce n'est que lorsque l'acidité est prononcée que le végétal se développe.

Le développement exclusif des végétaux dans les liqueurs acides est un fait qui paraît lié à la différence d'organisation de ces derniers et des animaux. Chez ceux-ci, en effet, l'albumine a une importance immense; et tout dans l'économie est disposé de manière à conserver l'alcalinité du sang, sans laquelle la coagulation de l'albumine

7

entraînerait promptement la mort. On conçoit donc qu'un animal microscopique, chez lequel la surface par rapport au volume est considérable, et qui de plus est formé de tissus très perméables, ne puisse vivre dans un milieu acide. Les anguillules du vinaigre font seules exceptions à cette règle, mais on sait que l'acide acétique ne coagule pas toutes les albumines.

Un grand nombre de végétaux vivent sur les tissus de l'homme, quelques-uns s'y trouvent pour ainsi dire à l'état normal, tel est le Leptothrix buccalis que nous avons décrit à l'occasion de l'examen microscopique de la salive.

La plupart des autres au contraire deviennent la cause de maladies plus ou moins graves, quelquefois très-difficiles à guérir, et (on le conçoit sans peine) toujours plus ou moins contagieuses. Nous ne pouvons décrire ici le nombre considérable de végétaux trouvés tant sur l'homme que sur les animaux, nous nous contenterons d'énumérer les principaux en renvoyant pour plus de détails au Traité spécial de M. Robin sur ce sujet.

Plique polonaise.— Cette maladie est causée par un champignon qui habite l'intérieur de la racine des cheveux ; c'est le Trichophyton tonsurans. (Malmsten). Les spores sont rondes ou ovoïdes, elles ont 0,003 à 0,005 de long sur 0,003 à 0,004 de large, elles forment des chapelets ; c'est le champignon de l'Herpès tonsurant.

Porrigo decalvans. — Cette maladie est causée par le Microsporon Audouini (Gruby). Les spores qui sont rondes ou ovales ont des diamètres compris entre 0,001 et 0,008 ; elles sont transparentes, sans granulations, et se gonflent dans l'eau. Le mycelium est formé de filaments courts et ramifiés.

Ce champignon habite la surface des cheveux *en dehors du follicule*, ce qui le distingue du précédent. Il forme à la base du poil une sorte de graine ou tube feutré.

Mentagre. — Causée par le Microsporon mentagrophytes (Ch. Robin). Ce champignon se trouve dans le bulbe pileux des poils de la barbe, entre la paroi interne du follicule et la paroi externe de la racine du poil. Spores très-nombreuses, formant un cul-de-sac dans lequel est logé la racine du poil.

Pytiriasis versicolor. — Microsporon furfur. (Ch. Robin).

Teigne. — Achorion Schœnleinii (Remak) (fig. 36).

Ce champignon habite dans l'intérieur du follicule pileux, ses spores innombrables forment une gaine feutrée qui entoure le poil. C'est cette habitation profonde qui rend le traitement si difficile. On le trouve aussi dans des dépressions de la surface de la peau, réuni en amas ayant la forme de cupules, et qu'on appelle des *favi*. Ces favi sont formés par un amas feutré de mycelium et de spores, ils sont jaune de soufre, et peuvent avoir jusqu'à 15 millimètres de diamètre. Ils sont formés par une sorte d'enveloppe granuleuse, puis au centre : 1º de tubes ramifiés, sans cloisons et vides, 2º de tubes sporophores, et enfin de spores. Diamètres: mycelium 0,003; — spores rondes ou ovales, de 0,003 à 0,006. Remak a pu faire germer ces spores sur une pomme, il a même réussi à développer des favi sur son bras par le contact prolongé de l'un de ses corps.

Cryptococcus cerevisiæ (Kützing) ou Torula cerevisiæ (Turpin), vulgairement appelé levure de bière (fig. 37.) Ce végétal, qui appartient aux algues, est composé de cellules rondes ou ovales, ayant de 0,004 à 0,007. Il renferme assez souvent un ou deux corpuscules ronds, très-réfringents. Lorsque le végétal se trouve dans des conditions favorables, on voit apparaître à l'une des extrémités de l'ovoïde un bourgeon qui se développe et finit par devenir semblable à l'autre. Quelquefois on trouve ainsi 5 ou 6 individus qui forment une sorte de chapelet.

On a trouvé ce champignon sur la langue des typhoïques, dans l'œsophage, l'estomac et les intestins. Bien souvent sans doute il aura été ingéré avec de la bière mal clarifiée. On sait de plus que les pâtissiers se servent de levure de bière et non de pâte aigrie pour faire lever leurs préparations. Or il est très facile de retrouver dans certains gâteaux des cryptococcus très-bien conservés. A part ces cas assez nombreux sans doute, il paraît certain que ce végétal a pu se développer dans le tube digestif ; mais suivant Vogel sa production n'est qu'un épiphénomène. Elle est la conséquence de l'altération des humeurs au sein desquelles il se développe absolument comme dans une solution acide, sucrée et légèrement azotée.

Merismopœdia ventriculi. (Robin). *Sarcina ventriculi.* (Goodsir), (fig. 38).

Découverte par Goodsir, cette algue est coriace, elle se présente sous forme de plaques composées de 8, 16 ou 64 cellules. Chaque face du cube est divisé par de légers sillons. Les plaques ont de 0,03 à 0,05 de longueur sur 0 016 à 0,02 de largeur. Chaque cellule renferme un noyau couleur de rouille. Diamètre des cellules 0,008 ; diamètre des noyaux 0,002 à 0,004. Ce végétal est très-transparent, il faut pour l'observer, un pouvoir amplifiant de 5 à 600, et peu de lumière. Il vit dans l'estomac chez certains malades. On l'a aussi rencontré dans la suppuration de mauvaise nature et dans l'urine.

Leptothrix buccalis : Voyez l'examen microscopique de la salive (fig. 29 D.)

Muguet, Oïdium albicans (fig. 39). Ce végétal forme les plaques du muguet. Il se compose de tubes sporifères et de spores. Les tubes sont cylindriques. Diamètre 0,003 à 0,004, ils peuvent avoir un demi-millimètre de long, et sont ramifiés. Il existe des cloisons dans les tubes qui à ce point sont un peu étranglés. Les spores sont ovoïdes, puis sphériques. Elles sont très-nombreuses. Ce champignon se développe dans la cavité buccale, dans l'œsophage et même dans l'estomac et les intestins.

On n'est pas bien arrêté sur la question de savoir s'il est la cause de la maladie ou s'il n'est que la conséquence d'une altération pathologique de la muqueuse digestive. Ce champignon transporté sur une muqueuse saine y germe avec facilité.

Tels sont les principaux champignons qui peuvent germer chez l'homme. On voit, ainsi que nous l'avons déjà dit, qu'aucun d'eux n'envahit l'intérieur de nos tissus.

Parmi les champignons si nombreux qui peuvent envahir soit le corps des animaux, soit les végétaux eux-mêmes, le Botrytis Bassiana (fig. 40), qui produit la muscardine chez les vers à soie, est un des plus remarquables. Les filaments du mycélium ont de 0,03 à plusieurs dixièmes de millimètres de long. Leur diamètre est de 0,002 à 0,003 ; ils n'ont pas de cloisons, et sont plus ou moins ramifiés. Le réceptacle est formé par une cellule qui a pris une forme particulière. Les filaments qui supportent les spores sont quelquefois nettement cloisonnés. Les spores sont sphériques ou légèrement ovoïdes ; leur diamètre est de 0,002. On les trouve rassemblées en nombre plus ou moins considérables le long des rameaux.

Ce champignon se développe chez différentes espèces de chenilles, et de préférence chez les vers à soie, surtout quand ceux-ci sont soumis à de mauvaises conditions hygiéniques. On le sème très-facilement, et il commence à se développer pendant la vie de l'animal ; on trouve même des filaments de mycélium plus ou moins développés et mélangés pendant la vie au sang devenu acide.

C'est à un Botrytis (B. infestans) qu'on rapporte également le champignon qui cause la maladie des pommes de terre. Les feuilles sont d'abord attaquées, puis les tiges, puis les tubercules les plus rapprochés de la surface du sol, puis enfin ceux qui, plus profondément enfouis étaient naturellement plus à l'abri du parasite.

En 1843, un champignon microscopique, l'Oïdium aurentiacum (fig. 42), se développa en quantité prodigieuse sur le pain de munition, qu'il rendit impropre à l'alimentation. Quelques modifications dans la préparation des pains suffit pour arrêter le mal.

En 1845 et les années suivantes, un petit champignon attaqua les sucres blancs en pains, et fit éprouver des pertes notables. On parvint également à le détruire par des lavages à l'eau de chaux.

En 1845, un jardinier anglais, M. Tucker, remarqua dans les serres de Margate que les grappes de raisin se recouvraient d'une poussière blanche. Les grains étaient durs, petits, fendillés, leur saveur désagréable, et ils se putréfiaient promptement. Le révérend M. J. Berckley constata que cette poussière était due à un champignon auquel il donna le nom d'Oïdium Tuckeri (fig. 43). En 1850, M. Montagne trouva le même parasite dans les serres de Versailles. De là il s'étendit rapidement dans le sud de la France, et envahit successivement l'Italie, la Hongrie, la Suisse, l'Algérie, l'Asie-Mineure, etc., détruisant quelquefois en quinze jours de magnifiques récoltes. L'histoire de ce champignon est remarquable, en ce qu'on a pu suivre pas à pas sa marche, si semblable à celle de certaines épidémies, depuis le moment où il a pris naissance dans les serres de Margate jusqu'au moment actuel, où il semble diminuer ses ravages.

Comment expliquer l'apparition brusque à un moment donné de ces petits êtres, dont la prodigieuse fécondité peut en quelques mois compromettre les récoltes les plus florissantes? A cet égard, il y a deux théories : on admet dans la première que le végétal se crée spontanément dans le milieu favorable à sa croissance ; la seconde théorie est fondée sur ce fait que toutes les plantes et tous les animaux ont des parasites, le plus souvent inconnus, parce qu'ils ne se développent pas en grand nombre ou parce qu'ils sont sans inconvénient. Ces parasites restent inaperçus jusqu'au moment où, rencontrant les circonstances favorables à leur développement, ils se multiplient, envahissent et détruisent la plante sur laquelle ils végètent.

Une circonstance digne de remarque est que les champignons qui se développent sur l'homme et les animaux exigent pour se reproduire facilement que ceux-ci soient dans de mauvaises conditions hygiéniques. Ce sont toujours les constitutions délabrées par des maladies antérieures, un mauvais régime, une aération et une insolation insuffisantes qui sont frappées de préférence. Chez les animaux, ce sont ceux qui habitent des étables malpropres, ou ceux qui, habitués à vivre libres et non encore façonnés à la domesticité, sont renfermés dans des ménageries. Aussi la première indication à remplir est-elle de faire disparaître cette cause puissante, faute de quoi la maladie se reproduira. La grande influence de cette cause est manifeste dans les magnaneries. Cette cause d'envahissement par les champignons est aussi évidente pour ceux qui croissent sur les végétaux ; la maladie de la vigne et celle des pommes de terre ont coïncidé avec une série d'années humides qui, au dire d'un grand nombre d'agriculteurs, l'ont engendrée, ou tout au moins, ont contribué à la propager. On sait que la maladie de la vigne en particulier a pris naissance dans des serres, c'est-à-dire dans un milieu où on entretient constamment une température élevée et une grande humidité, et dans lequel les végétaux exotiques, élevés à grands frais, peuvent être assimilés, sous le rapport de l'hygiène, aux animaux élevés dans les ménageries.

L'expérience a d'ailleurs prouvé quels bons effets on retirait de tous les moyens qui pouvaient dessécher et aérer les terres, et elle a montré que si le développement du parasite coïncidait avec les années humides, sa disparition était amenée par le retour des saisons à l'état ordinaire.

On peut aussi s'attaquer directement au champignon pour le détruire, lui et ses spores ; mais on comprend que ce n'est là, en réalité, qu'une médication palliative, et que si on n'a pas combattu efficacement la cause première, cette seconde partie de la thérapeutique échouera nécessairement. Le traitement local doit donc n'être que le complément du traitement général. Il consiste dans l'emploi de topiques vénéneux pour les champignons. Ceux qui ont le mieux réussi sont les préparations alcalines et les préparations sulfureuses. Ce que nous avons dit précédemment de l'acidité des milieux au sein desquels se développent les végétaux microscopiques, explique jusqu'à un certain point l'efficacité des premières. Quel que soit, du reste, le parasiticide employé, une des plus grandes difficultés à vaincre consiste à le faire arriver jusqu'au végétal ; aussi est-il de la plus grande importance de connaître exactement tout ce qui a rapport à l'habitat du parasite pour pouvoir arriver jusqu'à lui et le détruire.

CHAPITRE V.

Observations relatives à la médecine légale.

—

§ 1.

TACHES DE SANG (1).

Les caractères microscopiques du sang frais sont tellement nets, que les premiers observateurs ont dû chercher à les mettre à profit pour l'examen médico-légal des taches de sang. Malheureusement, leur espérance a été déçue ; les corpuscules sanguins sont tellement altérés dans leur nature pendant la dessiccation, qu'il est impossible le plus souvent de leur rendre leur forme primitive quand on vient à les humecter avec de l'eau ou des solutions salines.

Dans ce dernier cas, il est bien vrai que l'on observe des débris de leur enveloppe ; mais ces débris

(1) Cet article est extrait d'un mémoire lu à l'Académie de médecine de Paris, au mois de décembre 1857.

sont tellement informes, qu'il est, selon moi, impossible de pouvoir déterminer leur origine avec la précision nécessaire dans les expertises. Cette opinion est évidemment partagée par tous les experts, qui, familiers avec l'usage du microscope, ne se sont pas servis utilement de cet instrument pour l'examen des taches suspectes.

L'examen microscopique cependant, tout en ne permettant pas de retrouver les corpuscules sanguins proprement dits, peut donner à l'expert d'utiles indications. Le sang, en effet, outre les disques rouges, contient toujours de la fibrine et des globules blancs.

Avant d'étudier les caractères microscopiques de ces deux corps, il est utile de faire remarquer que la matière qui forme la tache de sang, présente, après avoir été humectée et placée sur le porte-objet du microscope, un aspect uniformément rouge qui permet de la distinguer avec la plus grande facilité de la rouille, qui est formée de fragments irréguliers d'oxyde de fer, et des couleurs rouges qui, comme le carmin, renferment une infinité de petits corps rouges tenus en suspension dans un liquide incolore.

La fibrine provenant d'une tache de sang humectée se présente sous la forme d'un corps amorphe, qui paraît composé de filaments étirés dans le sens de la dernière force qui a agi sur elle. Il est

très-facile de constater l'élasticité de ce corps ; pour
cela, on fixe d'une main le porte-objet contre la
platine du microscope, et, de l'autre, on fait glisser
lentement le couvre-objet. On voit alors la fibrine
suivre les mouvements du verre, en se repliant sur
elle-même de différentes manières. On arrive très-
facilement ainsi à lui donner la forme de cylindres
ou plutôt de fuseaux allongés.

Si on vient à traiter ce corps par de l'eau convenablement iodée, elle prend facilement la teinte
jaune qui caractérise les corps azotés.

Les globules blancs, qui se rencontrent toujours
en assez grande quantité dans le sang humain, résistent bien mieux que les corpuscules sanguins aux
alternatives de la sécheresse et de l'humidité. La
dessiccation ne les altère nullement, et il suffit de
les humecter avec un peu d'eau pour leur rendre
toutes leurs propriétés, à tel point qu'il est impossible de les distinguer, après cette opération, de
ceux qui viennent d'être extraits de la veine.

Pour les retrouver, le meilleur procédé consiste à
humecter la tache de sang avec une goutte d'eau,
puis, après quelques instants, à frotter légèrement
avec le dos d'un scalpel. On détache ainsi des fragments de fibrine, qu'il est facile ensuite de placer
sur le porte-objet.

Lorsque la tache est sur une étoffe, on commence
par en couper un fragment de la grandeur d'une

pièce de vingt centimes au plus, et on le dépose, la tache en dessous, sur le porte-objet. On laisse ensuite tomber sur cette étoffe une ou deux gouttes d'eau. Après quelques instants, la tache est humectée ; on la frotte légèrement avec l'extrémité d'une baguette de verre, et, lorsqu'on enlève le tissu à l'aide d'une pince, il doit rester assez de liquide sur le porte-objet pour permettre l'examen microscopique.

Les globules blancs ainsi obtenus se présentent, soit isolés et nageant dans le liquide, soit surtout emprisonnés dans la fibrine. Ils sont si visibles, qu'ils n'ont pu échapper à l'attention des premiers observateurs. Ce sont évidemment eux qui ont été pris pour des globules altérés. Il est pourtant facile de reconnaître leur véritable nature en prenant en considération les caractères suivants :

1° Leur diamètre, qui est plus considérable que celui des corpuscules rouges ;

2° Leur forme, qui est parfaitement sphérique, ce qu'on constate facilement en les faisant rouler entre les deux lames de verre ;

3° Leur surface, qui est très-légèrement chagrinée (ce caractère exige l'emploi d'un bon microscope) ;

4° Leur insolubilité dans l'acide acétique faible, et la transparence plus grande que leur donne ce réactif. Cette transparence permet de constater qu'ils sont formés d'une couche extérieure que l'acide acétique rend très-diaphane, et de noyaux ou nucléus au nombre de quatre à huit, qui conservent leur opacité.

Maintenant, quelle est la valeur, au point de vue médico-légal, des caractères que nous venons de décrire? Pour répondre à cette question, il faut se rappeler que les globules blancs du sang ne peuvent être distingués ni des globules dits muqueux, ni des globules purulents. La présence d'un globule blanc indique donc que la tache est, soit du sang, soit du muco-pus. Si la tache est rouge, et que la matière rouge présente une teinte bien uniforme et bien régulièrement dégradée, ce sera une preuve de plus. Si enfin on trouve simultanément des débris de fibrine avec tous leurs caractères, et si ces débris contiennent d'autres globules blancs bien définis, je crois qu'il est difficile de pouvoir admettre que la tache ait été formée par autre chose que par du sang.

Ce mode d'expertise, qui est quelquefois le seul qu'on puisse employer, n'exclut du reste nullement l'examen chimique ; mais il exige que l'expert ait l'habitude d'observer au microscope.

§ 2.

TACHES DE SPERME.

On sait de quelle importance il est dans quelques cas de pouvoir affirmer si une tache est ou non spermatique. Les caractères tirés de l'odeur, de l'aspect empesé, de l'action de la chaleur et de quelques réactifs chimiques, tout en ayant une grande valeur, ne suffisent pas selon moi pour resoudre le problème, parce qu'on les rencontre plus ou moins dans les taches de liquides animaux et surtout de salive. L'inspection microscopique semblerait devoir trancher la question, cependant les auteurs en font à peine mention, et ne donnent aucun détail sur la manière de découvrir les zoospermes dans ce cas. Cela tient à ce que, après la dessiccation, les zoospermes devenant rigides, sont brisés par les mouvements imprimés au linge sur lequel ils se trouvent ordinairement, et qu'en réalité l'observation microscopique superficielle ne démontre rien.

Lorsqu'on peut examiner une tache encore humide, rien n'est plus simple, mais si la personne appelée pendant que la tache est encore humide, ne peut faire l'observation elle-même, il est bon qu'elle sache qu'il suffira d'enfermer une petite partie du linge taché dans un flacon ou un verre propre avec un peu d'eau pour faciliter singulièrement l'expertise. On pourrait même se contenter de mouiller la tache avec quelques gouttes d'eau, et d'appliquer la partie mouillée à deux ou trois reprises contre un fragement de vitre bien essuyé, de manière à ce qu'un peu du liquide reste à sa surface. La dessiccation dans ce cas n'empêcherait nullement de reconnaître les zoospermes.

J'ai fait quelques expériences pour reconnaître la nature des taches desséchées, voici la méthode à laquelle je me suis arrêté. On cherche autant que possible à reconnaître le côté de l'étoffe imprégné, on en coupe un petit fragment que l'on pose, le côté imprégné en bas, sur le porte-objet. Dans cette manœuvre, il faut le moins possible plier ou froisser l'étoffe ; dans le cas où ce ne serait pas possible, il faudrait d'abord mouiller la tache. On laisse tomber sur le carré de linge quelques gouttes d'eau, et après quelques instants d'imbibition, on peut frotter le linge contre le porte-objet, de manière à détacher les zoospermes. On retire le linge en l'exprimant avec une bagette de verre, et on applique le couvre-objet.

On observe dans la préparation ainsi faite une multitude de corps ovoïdes qui ne sont que des globules muqueux ou des têtes de zoospermes trop déformées pour être caractérisées. On rencontre également des queues privées de tête qui sont bien autrement caractéristiques, car outre qu'elles existent en grand nombre, on peut s'assurer qu'elles finissent uniformement en une pointe qui devient d'une tenuité telle qu'on ne peut plus la voir. — Ce seul caractère distingue cet organe d'une multitude de débris filamenteux. On recherche ensuite si les dimensions du filament observé sont bien celles de la queue du zoosperme. Enfin en observant la grosse extrémité, il n'est pas rare de pouvoir retrouver les nodosités que nous avons décrites ; la rupture ayant lieu le plus souvent au ras du corps.

On rencontre aussi quelques zoospermes dont l'extrémité seule de la queue a été brisée. Enfin, en continuant les recherches pendant un temps suffisant, quelquefois très-long, on finit le plus souvent par trouver un ou plusieurs animalcules entiers sur lesquels on peut constater également les caractères de la tête.

Pour rendre plus rapides ces recherches, il faut (et cette méthode s'applique à toutes les recherches possibles) se servir d'un grossissement faible, et avec lequel on connaisse bien la grandeur apparente de l'objet cherché, on peut ainsi voir d'un seul coup d'œil une surface considérable. Dès qu'on a trouvé un objet remarquable, il faut le placer au

centre du champ et armer l'instrument d'objectifs
plus forts. Il est inutile d'ajouter qu'il faut appor-
la plus grande attention à ne se servir que de lin-
ges, verres, vases, etc., très propres et n'ayant servi
à aucune recherche, sur des spermatozoïdes quel-
conques, car on sait qu'il est impossible de distinguer nettement entre eux les animalcules de certains animaux (du chien par exemple) et ceux de
l'homme. Dans ces recherches, plus le linge a été
froissé et plus aussi l'expertise devient longue et
difficile.

CHAPITRE VI.

Observations relatives à l'hygiène et à la matière médicale.

---

§ 1er.

DE LA FÉCULE EN GÉNÉRAL.

Les grains de fécule sont de petits corps plus ou
moins régulièrement arrondis, qui se rencontrent
à peu près dans toutes les parties du végétal, mais

particulièrement autour de l'embryon qui n'ayant pas encore la force suffisante pour puiser sa nourriture dans le sol ou dans l'atmosphère, trouve en eux un aliment tout préparé pour la première période de son existence. On les rencontre donc surtout dans les cotylédons, et on les voit disparaître au fur et à mesure que la jeune plante se développe. On les trouve quelquefois aussi, mais moins généralement, dans l'économie du végétal parvenu à l'âge adulte. Ils sont alors destinés à subvenir à la nourriture de la plante pendant toute la période destinée à la fécondation et à la fructification, aussi les voit-on devenir d'autant plus rares que la maturation est plus avancée. Un autre caractère digne de remarque, c'est que les grains de fécule ne se rencontrent jamais que dans des organes qui les garantissent des rayons lumineux : aussitôt qu'ils subissent le contact de la lumière, ils sont remplacés par la chlorophylle, ainsi qu'on peut le voir dans les feuilles cotylédonnaires d'une graine à cotylédons très développés comme le haricot, par exemple.

Quelle que soit leur origine, les grains de fécule sont toujours formés par une substance très diaphane, et qui réfracte très fortement la lumière. Aussi, lorsqu'on les examine sans les plonger préalablement dans un liquide, présentent-ils la forme d'un disque très noir au centre duquel est un point blanc très brillant. Lorsqu'on les plonge dans l'eau, le cercle noir diminue, mais ce n'est que dans les liquides très réfringents, comme l'huile ou le sirop plus ou moins concentré, qu'on peut étudier convenablement les détails de leur structure : On les distingue alors à leurs contours très pâles, et à peine visibles.

La forme des grains de fécule est très variable. Généralement ce sont des corps irrégulièrement arrondis, ou légèrement aplatis, ne présentant aucun angle saillant, aucune arrête vive. Les grains sont d'autant plus sphériques qu'ils sont plus jeunes ; les plus gros sont toujours les plus irréguliers. Quelques-uns, comme dans le blé, la pomme de terre , ont une apparence pyriforme, et sont presque toujours dyssymétriques (fig. 54, A). D'autres au contraire sont symétriques par rapport à un plan médian, et ont assez bien la forme d'un grain d'orge plus ou moins élargi (fig, 54, D).

Les grains de fécule sont contenus dans des cellules (fig. 54, G) qu'on parvient quelquefois à détacher sans les briser. Cette expérience est facile en opérant sur certaines graines (marron d'Inde). Ces cellules se présentent alors sous la forme de vésicules diaphanes (fig. 53) qui contiennent les graines de fécule soit libres, soit attachés à leur paroi. Dans un grand nombre de végétaux, les grains de fécule contenus dans une cellule ont assez

d'espace pour ne point se comprimer mutuelle-
ment, et alors ils prennent la forme arrondie. Dans
d'autres, au contraire, ils sont fortement pressés les
uns contre les autres, et ils prennent alors une forme polyédrique analogue à celle que prendraient
des pois ramollis par la cuisson et comprimés fortement dans un espace resserré (fig. 54, B). On reconnaît très-bien alors qu'ils présentent des facettes
plus ou moins développées ; mais leurs angles
sont toujours mousses et arrondis ; ils ne sont jamais nets et déterminés comme dans les cristaux ;
de plus ils sont essentiellement variables. C'est à
cette forme que nous avons déjà donné le nom de
forme polyédrique par pression. Ce caractère est
des plus importants à cause de sa constance dans
un même végétal. Il devient donc très précieux
quand il s'agit de déterminer l'origine d'une fécule,
ou de constater une fraude ; aussi faut-il s'habituer à
reconnaître les grains polyédriques du riz, du maïs,
du sarrazin, du sagou, du salep, etc. Ces grains
sont en général bien plus petits que les grains
arrondis ; il arrive fort souvent que dans l'examen
au microscope on les rencontre formant des amas
non désagrégés, qui se présentent alors sous la
forme de plaques plus ou moins épaisses, et irrégulièrement réticulées (fig. 54, H). On parvient toujours soit par l'emploi de la chaleur et des réactifs,
soit par la pression à briser ces plaques et à en

détacher des granules isolés qui deviennent alors très reconnaissables.

Si on examine un grain de fécule de pomme de terre convenablement éclairé (fig. 54, A), on ne tarde pas à remarquer un petit point noir qui est toujours situé à une assez grande distance du centre du grain, et qui se trouve en général sur sa partie la plus amincie. Ce point qui est celui par lequel le grain de fécule était adhérent à la paroi de la cellule qui le contenait est le hile. Il est facile de s'assurer sur les jeunes grains que le hile est fort souvent au centre d'une dépression arrondie, et que la substance qui l'entoure a une densité moindre que le reste du granule; en effet, par la chaleur on voit le hile s'agrandir par suite du retrait relativement plus considérable de la matière qui le forme, et dans laquelle se produisent des fentes qui viennent toutes y aboutir. Ces fentes sont toujours plus larges vers le hile, et deviennent de plus en plus étroites vers la périphérie du grain où elles disparaissent. Autour du hile, il est facile dans la fécule de pomme de terre de reconnaître des lignes sinueuses, plus ou moins courbes, sensiblement parallèles entre elles, et toujours plus marquées dans la partie du grain opposée au hile, qui est évidemment leur point central. Ces lignes sont disposées comme celles qu'on remarque sur une écaille d'huître vue à l'extérieur. Cela vient de ce que la matière qui forme la fécule est sécretée par un point de la cellule et d'une manière non uniforme ; aussi se dépose-t-elle sous la forme de couches stratifiées. En chauffant du reste convenablement les grains de fécule de pomme de terre, on parvient assez bien à les exfolier, comme on peut le faire aussi pour les écailles d'huître formées de couches de sels calcaires superposées de la même manière.

Le hile est loin de présenter la même apparence dans toutes les fécules. Dans les grains de fécule dissymétriques, il est en général punctiforme et excentrique. Dans un assez grand nombre de végétaux, il est très difficile de le voir. Dans d'autres il disparaît entièrement, ainsi que les traces de stratification ; telles sont en général les fécules polyédriques, dont les grains sont très-petits.

Dans les grains de fécule symétriques, le hile prend en général la forme linéaire (fig. 54, C), de plus il se trouve placé au centre du grain. Dans les granules peu développés, il se présente sous la forme d'un bourrelet qui, en raison de la réfringence considérable de la substance qui le forme, apparaît sous la forme d'une ligne lumineuse ou obscure, suivant qu'elle est plus ou moins bien mise au point. Dans les grains de fécule plus volumineux, il se produit le long de ce hile une fente considérable, beaucoup plus large à sa partie centrale qu'à ses

extrémités, qui se termine en pointe (fig. 54, D).
Cette fente occupe toute la partie médiane du grain,
et très souvent des fentes latérales en nombre variable viennent y aboutir à peu près perpendiculairement, en se contournant de manière à être
plus ou moins sinueuses (fig. 54, E). Ces caractères
sont très-importants, ils se rencontrent dans toutes
les fécules des légumineuses, et sont tellement
tranchés qu'ils permettent de reconnaître ces dernières avec la plus grande facilité : il faut se rappeler cependant qu'ils ne sont faciles à voir que
sur les grains complétement développés, et que les
granules de fécule qui sont très petits, ne peuvent
être distingués les uns des autres, quelle que soit la
plante dont ils proviennent.

Le diamètre des grains de fécule est essentiellement variable. Dans chaque végétal, ils atteignent un
maximum qu'ils ne dépassent point; mais comme on
rencontre toujours des grains de fécule à toutes les
périodes de leur développement, on trouve nécessairement toutes les dimensions qui sont au-dessous de ce maximum, et c'est la mesure des plus
gros qui seule peut servir de caractère. Il est évident à l'inspection des mesures données par les
différents auteurs que les uns ont donné la mesure
moyenne, tandis que les autres ont inscrit seulement la mesure des plus gros grains : cette dernière, à cause des raisons que nous venons de don-

ner, nous paraît la plus importante à connaître.

Voici, d'après M. Payen les diamètres de quelques fécules :

Tubercules des grosses pommes de terre de Rohan. 0,185
Racine de Colombo (*Menispermum palmatum*). 0,180
Canna gigantea (Rhizômes). 0,175
— *discolor*. 0,150
Maranta arundinaca, Arrow–root. 0,140
Pommes de terre communes. 0,140
Bulbes de lys 0,110
Tubercule d'*Oxalis crenata* 0,100
Fèves. 0,075
Sagou. 0,070
Lentilles 0,067
Haricots 0,063
Gros pois. 0,050
Blé 0,050
Sagou non altéré (fécule fraîche) 0,045
Bulbes de jacynthe. 0,045
Batates 0,045
Orchis latifolia et *bifolia* 0,045
Maïs. 0,030
Sorgho rouge. 0,030
Tige d'*Opuntia tuna*, et *Ficus indica* . . . 0,010
Gros millet (*Panicum miliaceum*. 0,010
Racine de panais. 0,0075

Graine de betterave.   0,004
Graine du *Chenopodium quinoa*   0,002

Parmi les propriété les plus curieuses de la fécule se trouve son action sur la lumière polarisée. Si, après avoir mis des grains de fécule au point avec un microscope pourvu de deux primes de Nicol, on tourne l'analyseur de manière à ce que sa section principale soit perpendiculaire à celle du polariseur, on voit immédiatement les grains de fécule apparaître éclairés sur un fond noir ; mais ils ne sont pas uniformément lumineux, ils sont toujours traversés par une croix noire, dont les branches vont en s'élargissant, et dont le point d'entrecroisement coïncide toujours parfaitement avec le hile (fig. 54, F). Le résultat est le même avec les grains de fécule qui semblent dépourvus de hile, ce qui indique bien que ce dernier existe toujours, mais cesse d'être visible.

Ce phénomène s'explique fort bien si l'on veut admettre qu'à partir du hile, la substance qui forme le grain de fécule a une densité qui s'accroît progressivement. Ce fait, que tout ce que nous avons dit sur l'organisation de ces corps tend à démontrer, n'a rien qui doive surprendre, car les couches sécrétées en dernier lieu doivent nécessairement avoir une cohésion moindre.

On sait, d'autre part, que les substances inégalement comprimées, comme le verre trempé ou

pressé, les cheveux, poils et productions cor-
nées, etc., ont la propriété de changer le plan de
polarisation de la lumière, et de devenir lumineuses quand on les place dans les conditions où
nous avons mis les grains de fécule. Si la compression est inégale et n'a rien de régulier, l'apparence lumineuse participe elle-même de ce défaut
de symétrie; mais si la compression est régulière
et se produit à partir d'un axe, on observe en général la croix noire dont nous avons parlé et quelques autres phénomènes, qu'il est impossible d'a-
percevoir ici à cause de l'éloignement des grains
de fécule de l'œil et de leur peu d'étendue. Ces
phénomènes ont donc la plus grande analogie avec
ceux que l'on observe dans les plaques de cristaux
à un axe, comme le quartz, le spath, etc., taillées
perpendiculairement à l'axe (1).

Les propriétés chimiques de la fécule permettent
également de distinguer ce corps avec la plus
grande netteté.

L'eau bouillante gonfle les grains de fécule de
manière à leur donner un volume 15 à 20 fois plus
considérable. Dans cet état, l'indice de réfraction

(1) Si on fait rougir au chalumeau de petites parcelles de
verre, et qu'on les projette rapidement dans l'eau, on obtient des globules qui présentent également la croix noire
quand on les observe dans la lumière polarisée.

des grains gonflés se rapproche tellement de celui du liquide ambiant, qu'il est fort difficile de les apercevoir ; c'est ce qui avait fait croire aux premiers observateurs que dans ce cas il y avait une véritable dissolution.

L'eau acidulée par l'acide sulfurique, surtout si son action est aidée par celle de la chaleur, dissout la fécule en la transformant en glucose. L'acide acétique, au contraire, n'a pas cette propriété, à moins qu'il n'ait été additionné d'un acide minéral énergique.

La solution de potasse a une action remarquable sur les globules de fécule. Plus elle est concentrée, et plus elle tend à les gonfler énormément et même à les dissoudre complétement. Les grains de fécule sont loin d'avoir la même cohérence dans les différents végétaux ; on conçoit donc qu'il soit possible de préparer des solutions de potasse titrées de telle sorte qu'elles puissent gonfler la fécule de tel végétal tout en laissant intacte celle de tel autre. Ce réactif pourra servir dès lors facilement à reconnaître certains mélanges. Telle est, par exemple, la solution suivante : Potasse, 1,75 ; eau, 100, qui gonfle les grains les plus volumineux de fécule de pomme de terre, et qui est sans action bien apparente sur l'amidon du blé.

Le réactif par excellence de la fécule est la teinture d'iode, ou mieux l'eau dans laquelle on a fait dissoudre une quantité convenable d'iode au moyen de l'iodure de potassium. Sous l'influence de ce corps, les grains de fécule prennent une belle coloration bleue, qui disparait par la chaleur.

Cette coloration bleue est loin d'être la même pour tous les grains. Quelques-uns qui sont manifestement baignés dans un liquide iodé conservent néanmoins leur teinte blanche. Dans d'autres, on voit la teinte bleue se produire sur un des côtés du grain seulement, et finir en se dégradant. Cela provient sans doute de ce que les grains de fécule sont très-inégalement perméables et ne se laissent pénétrer que difficilement par l'eau iodée. Cette coloration est excessivement intense, car si la quantité d'iode est suffisante, les grains, malgré leur peu d'épaisseur, paraissent complétement opaques et noirs. Elle se produit avec plus de facilité quand la liqueur est légèrement acidulée ; dans les liqueurs alcalines, au contraire, elle ne peut se manifester que lorsqu'on a ajouté une quantité d'iode suffisante pour transformer tout l'alcali en iodure et en iodate. Ce n'est qu'après que cette transformation est effectuée que de l'iode peut rester à l'état libre dans la liqueur, et colorer les grains en bleu. Il y a plus : si on vient à additionner de potasse une préparation dans laquelle la fécule a été colorée en bleu par l'iode, cette fécule se décolore immédiatement. Lorsqu'on acidule avec

l'acide sulfurique la liqueur dans laquelle se trouve
de la fécule que l'on veut colorer, il ne faut ajouter
que très-peu d'acide, car, sous l'influence de l'acide
sulfurique concentré et de l'iode, la cellulose est
aussi susceptible de prendre la coloration qui nous
occupe.

§ 2.

FÉCULE DE POMME DE TERRE.

La fécule des tubercules de la pomme de terre
(fig. 55, A) est sans contredit une des plus importantes à reconnaître, car son bas prix fait qu'il y a
toujours avantage pour le fraudeur à la mélanger à
un grand nombre d'autres substances. Cependant
la fraude est devenue bien plus désavantageuse, et
par conséquent bien plus rare, depuis l'apparition
de la maladie des pommes de terre.

La fécule de pomme de terre se présente sous la
forme de grains pyriformes, dissymétriques, à hile
excentrique et punctiforme. Cette fécule est formée
par la superposition de couches stratifiées obliquement autour du hile qui se trouve toujours dans
la partie la plus amincie du grain. Les couches qui
forment cette stratification sont très-visibles en
général dans cette fécule, et les grains rappellent

alors assez bien l'aspect d'une écaille d'huître vue
à l'extérieur. Il est à remarquer cependant, relativement à cette disposition, que tous les grains de
fécule ne la présentent pas également. Chez quelques-uns, elle est assez obscure pour qu'il soit difficile de la voir. C'est dans ce dernier cas qu'il est
bon de se servir de diaphragmes étroits et de lumière plus ou moins oblique.

On voit distinctement, sur quelques grains, que
le hile est placé au fond d'une dépression légère,
qui ressemble assez bien à celle dans laquelle, sur
une pomme, on trouve les traces des dents du ca-
lice. Cette dépression s'observe surtout sur les
grains desséchés ; elle provient de ce que la substance centrale, qui est la dernière sécrétée, subit
un retrait plus considérable que la substance cor-
ticale sécrétée depuis longtemps. C'est alors la
partie la plus faible de ces couches, c'est-à-dire
celle qui correspond au hile qui cède, et on conçoit
que la dépression qui en résulte soit régulière,
puisque le retrait diminue proportionnellement au
fur et à mesure que l'on considère une couche plus
excentrique.

Lorsqu'on chauffe fortement de la fécule de
pomme de terre dans un petit tube, celle-ci se
déchire très-irrégulièrement, et on trouve assez
souvent ainsi des grains qui sont fracturés de manière à mettre en évidence la structure que nous

avons décrite. C'est ainsi que quelquefois le hile s'entr'ouvre et forme une cavité en entonnoir. On voit alors sur les parois de cet entonnoir une série de lignes circulaires, qui ne sont autre chose que les bords des différentes couches superposées qui forment le grain.

Les grains de fécule sont très-attaquables par la potasse caustique. Sous l'influence d'une solution diluée de cet alcali, on les voit se gonfler et acquérir en quelques instants un diamètre cinq à six fois plus considérable. En cet état, ils sont peu visibles, parce que leur indice de réfraction diffère de moins en moins du liquide ambiant au fur et à mesure qu'ils augmentent. Mais si on vient à ajouter assez d'eau iodée pour saturer la potasse et mettre un excès d'iode, ces grains ainsi gonflés forment de belles plaques bleues. Avec une solution de 2 pour 100, le phénomène marche assez vite. Avec 1,75 de potasse pour 100, il est plus lent et peut être mieux observé.

Il est à remarquer que cette dernière solution gonfle seulement quelques-uns des granules de la fécule. On en voit un grand nombre résister plus ou moins longtemps, sans doute à cause de leur moindre perméabilité.

? 3.

FARINE DE BLÉ.

La farine de blé est un mélange complexe dans lequel il est facile de distinguer l'amidon, le gluten et les débris des différentes enveloppes du blé. Comme l'examen microscopique de la farine est souvent le seul moyen de découvrir les fraudes avec certitude, nous allons décrire ces différents corps avec détail.

I. — *Amidon*.

L'amidon du blé (fig. 56) se présente sous forme de grains ovoïdes semblables à ceux que l'on rencontre dans la pomme de terre, sauf que le hile est beaucoup plus difficile à apercevoir et que les couches concentriques qui sont si bien marquées dans la fécule de pomme de terre, manquent dans l'amidon du blé. Ce caractère est assez net pour permettre de reconnaître dans une farine quelconque l'addition d'une petite quantité de fécule.

Lorsqu'on traite l'amidon du blé par la solution de potasse à 1,75 pour 100, aucun des grains ne se gonfle, ou, s'il y a augmentation de volume, elle est peu sensible. Comme la même solution alcaline gonfle très-facilement des gros grains de fécule de pomme de terre, on a là un réactif précieux pour distinguer cette dernière dans tous les mélanges où on l'introduit par fraude.

II. — *Gluten*.

Le gluten qui contient la farine est une substance transparente, mollasse, et qui, par conséquent, n'a pas de forme déterminée. Il s'étire très-facilement en filaments qui se déchirent et reviennent sur eux-mêmes. On constate très-bien cette propriété sur les préparations microscopiques en frottant l'une contre l'autre les deux lames de verre. Les filaments de gluten adhèrent assez facilement au verre, surtout quand on depose un peu de farine sèche sur le porte-objet, et qu'on la mélange avec un peu d'eau. Si, au contraire, le verre est mouillé, un mouvement alternatif du couvre-objet sur le porte-objet transforme tous les fragments de gluten en longs fuseaux, qui sont tous parallèles et ont leur axe perpendiculaire à la direction du mouvement qui a été imprimé. Si, fixant fortement avec les pouces le porte-objet sur la platine du microscope, on meut lentement le couvre-objet en différents sens, on parvient à contourner ces fragments de gluten de différentes manières, à les étirer ou les rompre, sans cesser pendant toutes ces opérations de les apercevoir. On est donc bien certain, après avoir fait tous ces essais, d'avoir sous les yeux un corps élastique.

Le gluten observé dans la farine, englobe toujours un grand nombre de grains de fécule qui sont faciles à reconnaître à cause de sa transparence, et qui roulent toujours avec lui dans les differentes expériences dont nous avons parlé plus haut.

L'eau iodée a une action très remarquable sur le gluten, qui sous son influence prend immédiatement la teinte jaune des corps azotés traités par l'iode. Le réactif nitro-mercurique de M. Millon, pour les corps azotés, lui donne après un contact suffisamment prolongé une teinte rouge vineuse caractéristique.

III. — *Du grain de blé et de ses enveloppes.*

Quel que soit le soin avec lequel la farine soit blutée, elle contient toujours des fragments de son, ordinairement très-ténus, que le meunier ne peut jamais séparer en entier.

L'inspection microscopique les fait reconnaître avec la plus grande facilité, car les enveloppes du blé ont une texture compliquée et caractéristique. On les rencontre à chaque instant dans l'examen microscopique des farines; il est donc de la plus grande importance que l'expert ait constamment leur forme bien présente à l'esprit.

Si on prépare de la farine avec une graine quelconque, on trouvera de même dans cette farine, quelque bien blutée qu'elle soit, des débris organisés de la semence qui a servi à la préparer. Ces débris, par leur organisation spéciale et différente de celle du blé, indiqueront non-seulement qu'une graine étrangère a été introduite pendant la fabrication de la farine, mais pourront même permettre dans certains cas de reconnaître avec quelle semence la fraude a été commise.

Un grain de blé se présente sous la forme d'un corps ovoïde dont les deux extrémités sont inégales, et qui offre sur l'une de ses faces un sillon ou repli carpellaire.

Sur la face dorsale de l'une des extrémités se trouve une légère dépression. Les membranes qui recouvrent le grain en ce point sont plus fines, plus blanches et plissées. Cette dépression, qui est plus ou moins étendue suivant les variétés de blé, correspond à l'embryon. Celui-ci peut être facilement extrait de la cavité dans laquelle il est logé. Il se trouve enveloppé et formé par des tissus spéciaux trop peu développés pour que leur étude puisse nous être utile. La seule remarque importante que nous puissions faire, c'est que l'embryon contient toujours une grande quantité de matière grasse qu'il est facile de retrouver à l'inspection microscopique.

A l'autre extrémité du grain se trouvent des poils plus ou moins nombreux et plus ou moins longs. Ces poils, qui constituent *la brosse*, ont une structure sur laquelle nous reviendrons. Toutes choses étant égales d'ailleurs, on doit préférer les grains chez lesquels la brosse est peu développée. En effet, c'est entre ces poils que se logent les germes des champignons parasites du blé. Ils sont quelquefois si abondants, que cette extrémité du blé en est colorée. On dit alors dans le commerce que le blé est *bouté*. On conçoit que plus la brosse est abondante, et plus le nettoyage du grain est difficile.

Le repli carpellaire s'étend sur la face la plus plane du grain de blé, de l'une à l'autre extrémité. Il est plus ou moins profond, et les enveloppes du grain s'enfoncent plus ou moins dans son intérieur en même temps qu'elles deviennent plus adhérentes et plus minces. Toutes ces circonstances qui diffèrent suivant les variétés de blé, sont d'autant plus défavorable, qu'elles rendent le nettoyage du grain plus difficile, et qu'elles permettent mieux aux germes parasites d'adhérer fortement au grain.

Si on plonge un grain de blé dur pendant une minute dans l'eau, et qu'on l'essuie sans le froisser on remarque que sa surface qui était d'abord lisse s'est plus ou moins plissée, et que la membrane externe est soulevée et détachée du corps du grain à certains endroits. Il est alors facile de fendre longitudinalement cette enveloppe sur le dos du grain, et de l'enlever en deux fragments qui se déchirent dans le repli carpellaire.

Cette opération peut se faire plus rapidement mais plus irrégulièrement en froissant fortement les grains préalablement humectés dans une serviette rude. Elle réussit moins bien avec le blé tendre. On parvient en grand à opérer cette décortication en hydratant convenablement les grains, en les séchant rapidement dans une essoreuse et en les faisant passer entre deux meules suffisamment écartées.

Il est facile de s'expliquer l'action de l'eau dans ce cas. La membrane externe du grain de blé est formée ainsi que nous le verrons dans un instant de plusieurs couches de cellules ligneuses superposées. En plongeant le grain dans l'eau, ce liquide pénètre d'abord dans cette couche, qui augmentant rapidement de volume, ne s'applique plus exactement sur les tissus sous-jacents. Si à ce moment on essuie rapidement le grain, cet état de chose persiste jusqu'à ce que la dessication vienne rétablir les choses dans l'ordre où elles se trouvaieut au commencement de l'expérience. Si le séjour du grain dans l'eau est trop prolongé, alors non seulement la couche externe, mais les tissus sous-jacents sont gonflés par l'hydratation, et la disproportion de volume qui est cause de cette séparation n'a plus lieu aussi facilement. Voila pourquoi il est nécessaire de ne plonger le grain que pendant un certain temps dans l'eau, et de le débarasser aussi vite que possible de l'eau *libre* qui couvre sa surface. Tous ces phénomènes ont été parfaitement analysés par M. Millon dans ses beaux travaux sur le blé.

On enlève avec la première enveloppe du blé la totalité des poils qui forment la brosse. Cette première enveloppe étant continue et sans solution de continuité à la surface du grain, aucune sporule, aucune poussière ne peut se loger au-dessous d'elle. La décortication débarrasse donc complétement les grains de toutes les impuretés qui peuvent se trouver à leur surface.

Cette première membrane du blé est beaucoup plus épaisse dans le blé tendre que dans le blé dur ; c'est à cette inégalité d'épaisseur que sont dues les différences dans le rendement en son. C'est à cause de cette circonstance qu'il faut, pour l'étudier, choisir les blés très-durs. Lorsqu'on examine cette membrane à l'aide d'un faible grossissement, on voit qu'elle est formée par des cellules qui ont la forme de cylindres aplatis terminés par des bases obliques (fig. 57). Ces cylindres sont disposés de telle sorte qu'ils semblent provenir d'un vaisseau dans lequel se trouveraient des cloisons, c'est-à-dire qu'ils sont juxtaposés bout à bout. Quant aux cloisons, elles sont toujours plus ou moins obliques par rapport à l'axe de la cellule ; de plus, elles ne se trouvent pas situées à la même hauteur pour les différents systèmes de cylindres juxtaposés bout à bout. Ce caractère suffit pour faire distinguer nettement la première enveloppe de la seconde. Les axes des cellules de cette enveloppe sont toujours parallèles à celui du grain lui-même.

Les cellules que nous venons de décrire sont superposées au nombre de deux, trois ou quatre, pour former l'enveloppe qui nous occupe. On peut s'en assurer en baissant ou en haussant un peu le corps du microscope, et, par conséquent, en mettant au point différents plans dans l'épaisseur de cette enveloppe.

Les dimensions de ces cellules varient suivant la partie du grain où on les observe. Sur la face dorsale et à la partie moyenne du grain, les cellules sont très allongées. Leur longueur diminue au fur et à mesure que l'on se rapproche de l'extrémité garnie de poils; mais leur largeur est loin de diminuer dans la même proportion. Lorsqu'on s'est rapproché suffisamment de l'extrémité dont nous parlons, on voit un poil s'insérer sur cette membrane en dédoublant la cloison qui sépare deux cellules consécutives (fig. 58). Ce poil est toujours dirigé vers l'extrémité du grain. Il a la forme d'un cône très allongé terminé par une pointe mousse (fig. 58). Il est formé par une substance diaphane et il renferme manifestement un canal cylindrique dans son intérieur. Ce canal, dans l'intérieur duquel on peut faire pénétrer des liquides colorés, est fermé à l'extrémité libre du poil. On rencontre fort souvent dans la farine des poils, soit complétement détachés, soit insérés dans des lambeaux de la première enveloppe. Un grand nombre de céréales en sont pourvues; mais quelques-unes, comme l'avoine, ont des poils bien plus développés et bien plus longs. Cette dernière particularité permet de les reconnaitre. (Voir le tableau des dimensions des parties constituantes du blé.)

Lorsqu'on examine les cellules dont nous parlons avec un grossissement faible (de 50 à 100 diamètres, par exemple), les parois de ces cellules semblent formées par une membrane qui se présente sous l'aspect d'une ligne noire simple. Mais si on se sert d'un pouvoir amplifiant plus considérable (300 à 500 diamètres), on reconnaît que ces parois ont une épaisseur assez grande et qu'elles semblent criblées d'ouvertures. Ces parois paraissent formées par deux membranes très ténues qui sont à une certaine distance l'une de l'autre. Dans le voisinage des ouvertures apparentes on les voit se rapprocher, et, à l'aide de préparations convenables, on peut s'assurer qu'elles s'accollent et bouchent ainsi complétement les ouvertures, qui, au premier abord, paraissent faire communiquer les cellules entre elles (fig. 57, B). Cette disposition est surtout apparente quand on parvient (ce qui est fort difficile sur cette enveloppe) à séparer une cellule d'avec sa voisine. Chaque cellule a, dans ce cas, sa paroi complète, et c'est la juxtà-position de ces parois qui forme la paroi complexe, composée de deux feuillets, que l'on aperçoit d'abord.

On distingue aisément la face interne de la face externe de cette membrane par l'insertion des poils.

La deuxième enveloppe du blé est plus difficile à isoler que la première. Pour faire la préparation, on commence par dépouiller un grain de blé de son enveloppe la plus externe, puis, à l'aide d'un scalpel, on fait sur le dos du grain une incision très peu profonde. Cette incision ne doit diviser que la membrane qui nous occupe. Avec le tranchant du scalpel on soulève l'un des bords de la membrane incisée; puis, à l'aide d'une pince, on en détache un petit lambeau que l'on dépose sur le porte-objet.

Cette membrane est formée par une seule couche de cellules très différentes de celles que nous avons décrites dans la première enveloppe (fig. 59).

Leur grand axe est perpendiculaire à celui du grain, de telle sorte que les axes des cellules de la première et de la seconde enveloppe se coupent à angle droit.

Ces cellules, au lieu d'être terminées par une cloison oblique, présentent à leur extrémité une calotte sphérique.

Leur disposition, les unes par rapport aux autres, n'est pas la même. Dans la première enveloppe, les axes de chaque cellules juxtà-posés bout à bout se confondent. Dans la seconde, au contraire, l'axe prolongé d'une cellule passe par la cloison qui sépare les deux cellules voisines.

Les extrémités des cellules dans la première enveloppe sont dispersées irrégulièrement; dans la seconde, au contraire, elles sont placées sur une même ligne parallèle à l'axe du grain. Il résulte de cette dernière disposition qu'il est possible de détacher des séries de ces cellules juxtà-posées par leur grand côté et ayant la forme d'un rectangle allongé. Cette disposition rappelle tout à fait celle des articles du Tœnia.

Les parois des cellules qui forment la deuxième membrane sont tout à fait semblables à celles que nous avons trouvées dans la première enveloppe; seulement, la disposition de l'accollement de la paroi de chaque cellule y est bien plus facile à constater à cause de l'épaisseur moindre de la mem-

brane et de la facilité plus grande que l'on a à déchirer et séparer les cellules (fig. 59).

La troisième enveloppe du blé est formée par
une membrane dure, parfaitement unie et diaphane, très forte, susceptible de résister aux agents
chimiques, à moins qu'ils ne soient très énergiques.

Cette membrane est ordinairement arrachée avec
la précédente ; mais, comme elle ne se déchire pas
exactement avec celle-ci, on la voit la dépasser en
certains points ; on ne l'aperçoit que sur les bords
des lambeaux qu'elle forme, car sa transparence
est si grande qu'on ne peut la voir sur d'autres
points (fig. 59, A).

Il est très difficile d'isoler complétement cette
membrane ; mais il n'est pas rare dans la farine
d'en rencontrer des fragments détachés par l'action
de la meule. Les déchirures que présentent ces
fragments sont toujours en ligne droite, ce qui indique une grande homogénéité dans leur texture.
Cette membrane se plisse très facilement, et les plis
qu'elle forme dessinent à sa surface des losanges
assez réguliers. Ces plis, lorsqu'on vient à hausser
ou baisser le corps du microscope, apparaissent
sous la forme de lignes noires ou lumineuses, à
cause du pouvoir réfringent considérable de la
substance qui les forme.

La quatrième enveloppe (fig. 60) ou enveloppe

interne du blé est formée par une couche de cellules hexagonales. La forme polyédrique qu'elles
présentent provient de la pression qu'elles ont
exercée les unes sur les autres, aussi n'est-il pas
rare de voir ces hexagones devenir irréguliers
dans les parties ou la pression a été inégalement
répartie.

Les parois de ces cellules sont formées par une
membrane résistante qui n'a nullement la texture
de celles qui forment les deux premières enveloppes. Ces parois sont assez épaisses, et se distinguent
de suite par leur transparence. Les cellules sont
remplies par une multitude de petites sphères d'une
substance opaque ou très-fortement colorée qui en
incruste l'intérieur. L'eau iodée est sans action
sur elles. Il est possible, en râclant convenablement cette membrane, d'enlever toute la matière incrustante qu'on voit alors nager dans le liquide en masse compacte, car les grains qui la
forment ne se désagrègent pas facilement. Cette
matière incrustante paraît adhérer à la surface de
ces cellules, on la détache bien plus aisément
quand on laisse la quatrième membrane macérer
dans des réactifs énergiques, tels que l'acide sulfurique plus ou moins concentré.

Quand la matière incrustante est enlevée, la
membrane apparaît sous la forme d'un tissu réticulé d'une transparence uniforme (fig. 60 B).

De la partie interne de la quatrième membrane se détachent des filaments de gluten entre lesquels se trouvent renfermés les grains d'amidon.

Quelques auteurs admettent l'existence d'une cinquième membrane analogue à la troisième que nous avons décrite, et n'en différant que par la position. Si cette membrane existe réellement, il est bien certain qu'elle doit être très difficile à voir et à isoler, il est donc inutile de nous en occuper.

Dans les farines, il est assez rare de trouver les membranes que nous venons de décrire, parfaitement isolées. Le plus souvent, les fragments se trouvent réunis dans l'ordre de superposition qu'ils avaient sur le grain ; mais lorsqu'on s'est habitué à les reconnaître quand elles sont isolées, il est toujours facile de les retrouver, surtout sur les bords des fragments à cause des déchirures qui ne se font jamais au même endroit sur les différentes membranes.

Nous avons consigné dans le tableau suivant les dimensions des différents organes que nous venons de décrire.

Poils de blé. Longueur maximum. 1,000 à 1,200.
Longueur minimum. 0,300.
Diam. du poil à la base. 0,020 à 0,028,
— à l'extrémité... 0,003.
— du canal à la base 0,007.

1re *enveloppe*. Longueur des cellules au milieu de
la face dorsale... 0,160 à 0,280.
Près du sillon..... 0,080 à 0,160.
Larg. des cellules.. 0,025 à 0,040.
Epaisseur des renfle-
ments qui forment
les parois........ 0,004 à 0,012.

2me *enveloppe*. Long. des cellules.. 0,100 à 0,160.
Largeur.......... 0,015 à 0,830.
Epaisseur des renfle-
ments qui forment
les parois........ 0,008.

4me *enveloppe*. Diam. des cellules.. 0,030 à 0,050.
Hauteur des cellules 0,040 à 0,060.
Epaisseur de la pa-
roi cellulaire.... 0,003 à 0,005.
Granulations conte-
nues dans les cel-
lules.......... 0,001.

§ 4.

FARINES DIVERSES.

Lorsqu'on est parvenu à reconnaître tous les tissus que l'on rencontre habituellement dans la fa

rine, on peut déjà constater si une farine contient en quantité notable des tissus provenant d'autre graine, cas dans lequel il est certain qu'il y a mélange d'une farine étrangère. La connaissance exacte des tissus que nous venons de décrire peut donc suffire à l'expert; mais en général il est facile de pousser plus loin l'examen, et de déterminer à quelle classe de végétaux appartient le tissu étranger que l'on rencontre. Le nombre des farines avec lesquelles on peut frauder la farine de blé est nécessairement restreint à cause du bas prix auquel il faut qu'on puisse se les procurer en quantité considérable ; aussi les fraudes ont-elles toujours lieu avec l'une des farines que nous allons rapidement examiner.

I. — *Farines de légumineuses.*

Deux caractères permettent de reconnaître la présence de farines de légumineuses. Le premier est tiré de la forme des grains de fécule parvenus à leur entier développement.

Tandis que les graines de fécule de blé sont dyssymétriques, et à hile punctiforme très-peu apparent, ceux de toutes les légumineuses (fig. 54. D. E.) sont symétriques et ressemblent à des grains de café dont la face plane serait un peu bombée.

ils sont donc symétriques par rapport à un plan médian. Le hile a la forme d'une ligne qui correspond chez les jeunes grains à un bourrelet ou à un enfoncement. Ce hile devient lumineux ou obscur quand on élève ou qu'on abaisse le microscope, à cause de la réfringence de la substance qui le forme (fig. 54, C). Chez les grains qui sont parvenus à leur entier développement, le hile se trouve remplacé par une fente dont la partie la plus large se trouve au centre du grain, et qui se termine plus ou moins loin des extrémités en diminuant progressivement (fig. 54, D). Souvent même d'autres fentes partent de la fente médiane et vont se perdre sur les côtés du grain après un trajet plus ou moins long. (fig. 54, E). Ces caractères sont tellement nets qu'ils suffisent pour décéler la présence de farine de légumineuses.

Le second caractère est tiré de la nature des tissus qui se trouvent dans les graines de légumineuses.

Tandis que dans le blé, tous les grains d'amidon sont réunis en masse, et à peine séparés les uns des autres vers la périphérie des graines par le gluten (fig. 61); dans les légumineuses, au contraire, l'amidon est renfermé dans des cellules juxtaposées, qui, lorsqu'elles sont vides, se présentent sous la forme d'un tissu irrégulièrement réticulé (fig. 62). Ce tissu formé de mailles irrégulièrement hexagonales diffère tellement de tous ceux qui existent dans le blé que toute méprise est impossible.

Voici quelles sont les dimensions des cellules qui contiennent la fécule dans quelques légumineuses :

Haricots	0,10 à 0,15.
Lentilles	0,09 à 0,12.
Fève	0,04 à 0,07.
Féverolles	0,04 à 0,10.
Pois.	0,06 à 0,10.
Vesce	0,07 à 0,14.

Ces diamètres, comme on le voit, sont assez variables, surtout si on fait des coupes dans différentes parties de la graine. La quatrième enveloppe du blé serait la seule avec laquelle on pourrait confondre ce tissu réticulé ; mais, outre que le diamètre de ses cellules est souvent différent et que leur contenu est granuleux, cette quatrième enveloppe a un aspect si spécial que la mensuration est ordinairement inutile.

II. — *Farine de pomme de terre.*

Nous avons déjà décrit la fécule de pomme de terre, et nous avons vu qu'on pouvait la distinguer de l'amidon du blé à son hile assez apparent, et aux couches concentriques qui l'entourent. Si, de plus, on ajoute une solution de potasse contenant 1,50 à 1,75 d'alcali p. 100, quelques grains de fécule de pomme de terre se gonflent, tandis que tous ceux du blé résistent.

III. — *Farine de céréales.*

L'addition de farine de céréales diverses à la farine de blé est la fraude la plus difficile à découvrir à l'aide du microscope, et souvent l'expert est obligé d'avoir recours à un autre moyen d'analyse. Lorsqu'il s'agit du riz ou du maïs, la fraude est facile à découvrir, car la fécule de ces deux céréales est polyédrique. Nous allons donner rapidement les caractères de quelques-unes de ces fécules.

Riz. — Tous les grains de fécule sont polyédriques. Les facettes sont très-marquées et irrégulières. Diamètre 0,005.

Orge. — Les parois des cellules qui forment les enveloppes de l'orge sont simplement accolées, sans présenter les renflements et les apparences de pertuis que nous avons décrits dans le blé. La première enveloppe est épaisse, les cellules sont très-longues et ont environ 0,03 de large.

Les cellules de la deuxième ont 0,025 de large et 0,09 de long.

La troisième membrane paraît très-épaisse et porte souvent des traces provenant de la pression exercée par les deux autres.

La quatrième enveloppe (fig. 63, B) est fort remarquable par la transparence des parois des cellules et l'opacité de leur contenu. Ces cellules sont à peine polyédriques et très-petites. Leur diamètre varie de 0,02 à 0,03, et il y en a plusieurs rangs, ainsi qu'on peut s'en assurer par une coupe perpendiculaire au grain.

Enfin, les grains de fécule sont contenus dans des cellules dont le diamètre est 0,07 à 0,1, et dont les parois sont excessivement fragiles.

Avoine.—Première enveloppe : épaisseur des cellules 0,03 ; longueur 0,10 à 0,15. — Cette enveloppe est garnie dans toute son étendue de poils très-longs et largement canaliculés. Quelques-uns ont une longueur de plusieurs millimètres, leur épaisseur de 0,02 à 0,04, et le canal a de 0,004 à 0,008. Les cellules de la quatrième enveloppe sont plus polyédriques que celles de l'orge ; leurs parois sont également très-transparentes, et leur contenu très-opaque. Leur diamètre est de 0,03 à 0,05. Les plus gros grains de fécule ont 0,02, et les plus petits sont polyédriques. Ils sont aussi contenus dans un tissu aréolaire très-fin.

IV. — *Farines diverses.*

Sarrazin.— Grains polyédriques, souvent accolés d'une manière très-régulière. Les plus gros grains, qui ont 0,01 sont sensiblement sphériques.

Châtaigne. — Les granules de fécule sont contenus dans des cellules assez fragiles ayant 0,05 à 0,08. Ces granules ont souvent la forme d'un pépin de raisin. Les plus gros ont 0,02.

Sagou.— Les grains de fécule du sagou (fig. 54, I) sont fort remarquables ; en effet, ils sont ovoïdes, et leur surface présente une courbure très-régulière, excepté en un point où se trouve une très-large facette, par laquelle chaque grain était soudé à un grain semblable. Cette disposition, qui se rencontre dans d'autres espèces végétales, donne aux grains de sagou un aspect spécial qui rend toute falsification de cet aliment facile à reconnaître. Quelques-uns, de plus, présentent une cavité dans leur intérieur au point où correspond le hile. Diamètre de 0,03 à 0,08.

Tapioka.—Graines ne présentant souvent qu'une

facette comme les précédentes. Diamètre 0,01 à 0,04. Il est à remarquer que l'eau suffit pour gonfler un assez grand nombre de granules de sagou ou de tapioka. Si on examine ces granules dans la lumière polarisée, on voit la croix noire qui se trouve sur chaque grain s'effacer petit à petit et disparaître.

Ivraie. — La fécule de l'ivraie est une de celles dont les grains ont le plus petit diamètre. Ils ont, en effet, de 0,001 à 0,005. Ils sont très-polyédriques, et leur action sur la lumière polarisée est nulle quand on se sert d'un grossissement de deux à trois cents diamètres. Ces caractères permettent de reconnaître la présence de l'ivraie dans la farine, car les plus petits grains d'amidon sont terminés par des surfaces courbes. L'eau iodée les bleuit facilement.

Les grains de fécule de l'ivraie présentent un phénomène remarquable. Si on retire d'une graine d'ivraie un peu de fécule sur la pointe d'un scalpel, et qu'après l'avoir humectée d'eau, on l'écrase très-peu avec le couvre-objet, on aperçoit des grains ovoïdes, très-réguliers, ayant 0,02 à 0,03, et qui sont comme réticulés à leur surface. Ces grains sont des amas de grains de fécule qui ne me paraissent pas contenus dans une cellule, mais soudés entre eux, car on peut les briser en deux ou trois morceaux sans que les granules qui forment ceux-ci se dispersent. L'iode les bleuit, et la lumière polarisée est sans aucune action sur eux. En les écrasant, on obtient une infinité de petits granules de fécule polyédrique semblable à ceux que nous avons décrits.

La quatrième enveloppe de l'ivraie a quelque analogie avec celle de l'orge. Les cellules ont 0,015 à 0,02 de diamètre, et leur contenu est granuleux.

Les parois cellulaires sont de 0,0025 à 0,0033. Elles sont très-transparentes. L'iode donne à toute cette membrane une belle teinte jaune.

§ 5.

1. — Pain.

Lorsqu'on place un petit fragment de mie de pain avec une goutte d'eau sur le porte-objet, et qu'on le comprime avec le couvre-objet, le morceau de pain s'écrase ; mais tout le gluten reste en place en retenant dans les mailles qu'il forme un nombre considérable de grains de fécule. Une assez grande quantité de ces derniers peut se dégager, et se répand autour du gluten.

Pour bien apercevoir le gluten, il faut presser à plusieurs reprises la préparation, de manière à

le diviser en fragments assez petits pour que la
la lumière les traverse facilement. On peut constater alors que ce corps est parfaitement transparent,
qu'il se présente sous la forme d'une masse spon-
gieuse et lamellaire, peu élastique, susceptible cependant de se rouler en fuseaux irréguliers quand
on le frotte entre les deux verres, et enfin prenant
sous l'influence de l'eau iodée une belle teinte jaune
d'or.

Les grains d'amidon (fig. 64, A) se présentent
sous la forme de masses transparentes, irrégulièrement sphériques, à surface accidentée, et gonflés
sous l'influence de l'eau et de la chaleur pendant
la cuisson. Ce que nous avons dit de la structure
du grain doit facilement donner une idée de la
forme qu'il prend quand il peut ainsi se distendre.
Ces grains n'ont plus aucune action sur la lumière
polarisée, car leur substance devenant molle, toute
la masse se comprime également. En chauffant, du
reste, un grain de fécule humide sur le porte-objet
pendant qu'on l'observe, on voit que son action
sur la lumière polarisée diminue au fur et à mesure
qu'il se gonfle. Le diamètre des grains de fécule
dans le pain varie de 0,01 à 0,08. Ils se colorent
parfaitement par l'iode.

Si on observe avec soin les plus petits grains de
fécule, et les débris qu'on trouve toujours en grand
nombre dans la préparation, on remarque de pe-

tites lignes noires, très-étroites, et formées par une matière réfringente ; car aussitôt qu'on hausse le microscope, elles deviennent lumineuses. Si on les examine avec un grossissement de 800 à 1,000 diamètres, on remarque que ces petits corps sont très-réguliers, et qu'ils présentent un rétrécissement très-marqué au centre. Ce rétrécissement se voit surtout bien lorsque le microscope est haussé un peu trop, car on observe que la ligne lumineuse qui provient de la grande réfringence de ces corps est interrompue à la partie moyenne. De plus, quand une force quelconque vient à les plier, c'est toujours cette partie qui cède, et même sur quelques individus, elle devient très-flexible. Chaque moitié présente la forme d'un cylindre, peut-être un peu rétréci à sa partie moyenne, et terminé par une surface sphérique. La longueur de chacun de ces petits corps est de 0,0025, et sa largeur environ 0,0006. Les deux accouplés ont donc une longueur totale de 0,005, lorsque leur longueur est la même ; mais il n'en est pas toujours ainsi, souvent un individu adulte est articulé à un individu bien moins long. Enfin il arrive souvent qu'on rencontre trois, quatre, six individus et plus qui sont joints bout à bout. Ces corps sont privés de tout mouvement propre, mais ils sont vivement agités par le mouvement brownien. Je les ai pris pendant quelque temps pour un ferment spécial ; mais aujourd'hui je ne doute pas que ce ne soient des animaux appartenant au genre Bacterium. En effet, d'une part ils peuvent se développer en quantité considérable dans un liquide, sans que ce dernier contienne de l'alcool ; et de l'autre, en abandonnant à elle-même pendant 24 heures en été une dissolution étendue des principes solubles de la farine, on la trouve peuplée d'une quantité prodigieuse de corps semblables, mais vivants, et s'agitant avec vivacité. La levure de bière n'en contient pas un seul, le levain des boulangers, au contraire, en renferme beaucoup ; ils se développent pendant la fermentation, mais leur motilité est assez obscure, probablement en raison de la viscosité du milieu qui les entoure ; la cuisson arrête leur développement et les tue. Je n'ai trouvé notée nulle part la présence de ces myriades d'animaux dans le pain ; aussi les ai-je étudiés avec soin. Quelques pains de qualité inférieure en contiennent beaucoup plus, mais ceux qu'on fait lever avec de la levure de bière, ou avec de l'acide chlorhydrique et du carbonate de soude, n'en contiennent pas un seul.

Le levain des boulangers contient, en outre, des globules de ferment tout à fait analogues au ferment de la bière. Quelques boulangers, il est vrai, ajoutent ce dernier directement ; mais j'en ai trouvé également dans du levain qui, au dire des fabricants, ne contenait pas de levure. Ces globules ont de 0,004 à 0,007. Ils sont difficiles à trouver dans le pain à cause de leur petit nombre ; l'emploi de l'eau iodée, qui les jaunit un peu, facilite beaucoup leur recherche.

Le gaz qui se dégage pendant la fermentation du pain est de l'acide carbonique. J'ai réussi à obtenir environ 15 centimètres cubes de l'alcool du pain ; sa densité sur le carbonate de potasse est 0,813 ; son point d'ébullition, 78. Il brûle comme l'alcool vinique, dont il a la saveur ; mais il a une odeur spéciale. Pour le préparer, on délaie un pain en fermentation dans 10 litres d'eau ; on sature avec de la craie ; on décante après 4 heures, et on distille de manière à obtenir 100 cent. cubes de liqueur. Cette dernière, saturée de carbonate de potasse est distillée de nouveau de manière à obtenir 20 à 30 cent. cubes, que l'on sature encore de carbonate de potasse. L'alcool se rassemble à la surface du liquide.

II. — *Pains falsifiés.*

La recherche des falsifications est beaucoup plus difficile dans le pain que dans la farine ; en effet, la chaleur et l'humidité gonflent les grains de fécule de toutes les graines, et tendent à faire disparaître leurs caractères. Les débris d'enveloppe, au contraire, résistent dans ces circonstances ; aussi faut-il s'étudier à les trouver.

8*

J'ai fait fabriquer par un boulanger des pains avec de la farine à laquelle j'avais ajouté différents corps étrangers dans une proportion suffisante pour que la fraude fût profitable. Voici les résultats auxquels on arrive en examinant ces différents pains au microscope.

Pain additionné d'alun ou de sulfate de cuivre.— L'inspection au microscope ne fait rien découvrir dans ce cas.

Pain et farine de riz. — Ce pain présente des grains polyédriques de riz, mais ils sont très-difficiles à reconnaître, car pendant la préparation, les grains gonflés d'amidon de blé se brisent en fragments irréguliers qui pourraient induire l'expert en erreur. Il est bon, dans toutes ces recherches, d'étudier fréquemment le pain normal, et de le comparer continuellement à celui qu'on examine.

Pain et fécule de pomme de terre. — L'examen de ce pain ne fait pas reconnaître la fraude.

Pain et pulpe de haricots. — Quelques grains de fécule présentent manifestement des traces de hile ou de fente longitudinale Ce pain contient, de plus, des cellules encore entières et pleines de grains de fécule. On reconnaît ces cellules, qui sont ovoïdes, à leur grandeur, qui est de 0,08 à 0,12 ; à l'aspect des huit ou dix grains de fécule qu'elles contiennent : à la membrane enveloppante qui est régulière et continue ; enfin à l'action de l'eau iodée. Si en effet on fait pénétrer lentement un peu d'iode sur la préparation, on voit les grains de fécule contenus dans l'intérieur bleuir, tandis que la membrane reste transparente ou plutôt jaunit un peu. Si enfin en frottant le couvre-objet on parvient à briser l'enveloppe (ce qui est très-difficile car elle est très élastique), les grains de fécule se dispersent. Voila une série d'excellents caractères qui permettent d'affirmer que le corps que nous venons de décrire est bien une cellule renfermant de la fécule, et que de plus elle ne provient pas du blé qui ne contient rien de semblable.

Pain et maïs. — On rencontre dans ce pain de petits grains polyédriques qui quelquefois sont encore soudés, ce dernier caractère est très important, et ne peut se présenter pour les debris de fécule brisée : aussi faut-il s'assurer que les grains soudés que l'on observe ne sont pas seulement juxtaposés. On y arrive en provoquant des courants au moyen de pression sur le couvre-objet, et en maintenant toujours le corps que l'on observe dans le champ du microscope au moyen de mouvements convenables imprimés au porte-objet.

On rencontre de plus dans ce pain des débris du périsperme jaune du grain de maïs.

Pain et farine d'orge. — L'examen au microscope ne fait rien découvrir, mais il est certain
qu'en prolongeant les recherches pendant un temps
suffisant, on finirait par trouver des débris de la
quatrième enveloppe de l'orge (fig. 63; B) qu'il serait facile de distinguer de celle du blé (fig. 60, A).

§ 6.

SULFATE DE QUININE.

Le sulfate de quinine est une poudre entièrement formée de cristaux qui se présentent sous la
forme de longs prismes dont la base est irrégulière
parce qu'ils sont formés d'un très grand nombre de
cristaux aciculaires accolés les uns aux autres. Les
cristaux les plus minces paraissent cependant assez
réguliers, car ils sont transparents et homogènes ,
les plus gros, au contraire, présentent toujours des
stries parallèles à l'axe. Les dimensions des cristaux
varient pour l'épaisseur entre 0,001 et 0,05. La longueur est encore plus variable, car les cristaux se
brisent par le frottement. On en trouve depuis 0,01
jusqu'à 1,0. La fracture des cristaux a presque toujours lieu à angle droit. Le sulfate de quinine se colore vivement dans la lumière polarisée. Il est insoluble dans l'eau, mais les cristaux disparaissent ra-

pidement dans l'acide acétique, et cette solution évaporée doucement sur le porte-objet, et reprise par l'eau, fournit des masses de cristaux aciculaires groupés en faisceaux. Ces propriétés permettent de reconnaître immédiatement l'addition d'un assez grand nombre de substances qui ont été employées pour frauder le sulfate de quinine. Telles sont par exemple les fécules que l'on distingue à leur forme ; le sucre, la lactine, le chlorhydrate d'ammoniaque et tous les sels solubles qui ne présentent jamais la forme des cristaux de sulfate de quinine, et qui de plus sont solubles dans l'eau. Pour s'assurer de cette solubilité, on dépose un peu de substance sèche sur le porte-objet, et on ajoute une goutte d'eau sur le bord du couvre-objet ; de cette manière on voit les corps étrangers se dissoudre. On peut encore débarrasser cette goutte d'eau des corps insolubles en inclinant le porte-objet de manière à ce qu'elle parvienne sur une partie propre de celui-ci, et là, la chauffer légèrement. Les corps dissous par l'eau, cristallisent et peuvent être facilement reconnus. Enfin, si le sulfate de quinine était mélangé à des corps insolubles dans l'eau, comme les acides gras, le plâtre, la craie, etc, l'action de l'acide acétique les ferait reconnaître, car ils sont insolubles dans cet acide, à l'exception de cette dernière, qui se dissout en laissant dégager de nombreuses bulles d'acide carbonique.

§ 7.

DES FIBRES TEXTILES.

Les vêtements dont l'homme se sert sont en grande partie composés de fibres qu'il emprunte soit au règne animal, soit au règne végétal.

Ces fibres sont loin d'avoir les mêmes propriétés physiques, circonstance dont il profite pour fabriquer des étoffes différentes selon ses besoins. Leur valeur intrinsèque est aussi fort variable, selon leur nature ; aussi le marchand a-t-il grand intérêt à introduire dans une étoffe fine des fibres textiles de peu de valeur. Ces fraudes, si communes aujourd'hui, ont une grande importance à cause de l'usage incessant que nous faisons des étoffes, surtout si l'on considère que le prix de revient des différentes fibres textiles est en rapport avec la bonté des tissus qu'elles forment, et que l'introduction d'une quantité même minime de fibres de qualité inférieure, suffit pour diminuer de beaucoup leur durée. D'autre part, le tissage est arrivé aujourd'hui à un degré de perfection tel, que souvent la fraude échappe à l'œil le plus exercé.

L'examen microscopique est de beaucoup le meilleur moyen de retrouver l'origine des fibres dont une étoffe est formée, et les caractères qu'il fournit sont tellement tranchés, qu'avec un peu d'expérience, le micrographe peut se prononcer avec certitude.

Toute étoffe se compose de fils entrecroisés à angle droit. Ces fils sont composés d'un nombre plus ou moins considérable de fibres élémentaires, qui sont simplement tordues ensemble. Le tisserand commence par disposer horizontalement un certain nombre de ces fils qui sont parallèles, et qui formeront la chaîne. Tous les fils pairs sont attachés par une de leurs extrémités aux dents d'une sorte de peigne, de telle sorte qu'on peut les élever au-dessus des fils impairs qui s'abaissent par un mécanisme semblable. Une navette chargée du fil qui forme la trame, glisse entre ces deux rangées de fils qui, aussitôt qu'elle est passée, prennent une position inverse ; la navette glisse de nouveau et ainsi de suite.

Il est facile de voir, d'après ce court exposé, qu'il n'est nullement nécessaire que les fils de la chaîne soient de même nature que ceux de la trame ; aussi est-il de la plus grande importance d'examiner successivement deux fils pris à angle droit sur l'étoffe. Le plus souvent, on trouve des différences notables dans leur composition.

Si, au contraire, le fabricant changeait la nature des fils qui forment la chaîne, ou du fil qui forme la trame, il en résulterait pour l'étoffe une inégalité de texture qui se traduirait toujours au dehors, soit à l'aspect, soit à la souplesse ; aussi, en général, il suffit d'examiner dans une étoffe deux fils pris à angle droit et au hasard ; on peut être à peu près certain que le reste de l'étoffe est identique.

Certaines étoffes, comme le velours, présentent des fibres perpendiculaires au plan de l'étoffe ; les deux extrémités de chacune de ces fibres, qui sont toujours fort courtes, sont libres à la surface de l'étoffe. Ces fibres doivent aussi être l'objet d'un examen spécial, car leur composition peut différer de celle de la chaîne et de la trame.

I. — *Coton*.

La graine du cotonnier est enveloppée par une couche épaisse de longs filaments très-déliés qui forment le coton. Les fibres de coton sont formées par une substance parfaitement transparente et ayant la forme d'un ruban un peu épais. Elles contiennent un canal, mais il est difficile de faire pénétrer dans leur intérieur les liquides colorés. Ce canal est souvent oblitéré. Leur surface est unie, sauf quelques petits plis disséminés irrégulièrement. Quelquefois, elle est rugueuse et chagrinée

La fibre de coton ne se place jamais à plat dans toute son étendue, quand elle est un peu longue. Ordinairement elle est plus ou moins contournée sur elle-même, et semble présenter des étranglements qui correspondent au point où on voit non plus la largeur de la fibre, mais bien son épaisseur (fig. 65 A).

L'eau iodée ne donne pas de teinte jaune aux fibres de coton. L'acide nitrique est sans action sur elles. Si on traite le coton par l'acide sulfurique, puis par la teinture d'iode, on obtient une belle coloration bleue tout à fait semblable à celle de l'iodure d'amidon. Cette expérience, pour réussir, demande quelques précautions, car il faut que l'action de l'acide sulfurique ne soit ni trop forte ni trop faible. Voici comment il faut s'y prendre : on place sur le porte-objet du microscope quelques fibres de coton et le moins d'eau possible pour les humecter. On recouvre la préparation d'un couvre-objet sur le bord duquel on laisse tomber une goutte d'acide sulfurique. Celui-ci pénètre lentement par capillarité, mais son action perd en énergie au fur et à mesure qu'il agit sur des fibres plus éloignées, car il s'est, pendant le trajet, dilué de plus en plus. Si on vient alors à ajouter de l'eau iodée, on obtient toujours au moins sur une zone, la belle teinte bleue de l'iodure d'amidon.

Le coton n'est pas falsifié à cause de son bas prix,

c'est lui, au contraire, qui sert à falsifier les autres étoffes ; aussi faut-il s'étudier à le reconnaître facilement. On ne pourrait le confondre qu'avec la soie : nous verrons plus loin comment on peut le distinguer de celle-ci.

II. — *Chanvre*.

Le chanvre se présente sous la forme de cylindres flexibles, formés par une substance parfaitement diaphane et assez réfringente. Leur surface est très-légèrement chagrinée. Leur diamètre varie de 0,005 à 0,04. Les plus gros sont ceux dont la texture est la moins uniforme. Les fibres de chanvre n'offrent que rarement des traces de canal. Quelquefois cependant celui-ci existe d'une manière non douteuse. L'eau iodée les colore légèrement. Leur diamètre est sensiblement constant, mais leur résistance à la flexion est loin d'être toujours la même ; c'est toujours le même point qui fléchit, et bientôt ce point ne tarde pas à présenter un léger renflement (fig. 66 A). Ceci provient de ce qu'une fibre de chanvre est formée par une multitude de fibres élémentaires, accolées les unes aux autres à l'état normal, et qui se désagrègent à la suite de flexions multipliées. Ces fibres élémentaires sont faciles à voir aux extrémités brisées des fibres de chanvre, et on les voit d'autant mieux que le chanvre est plus vieux et plus usé. Souvent même, dans ce cas, l'extrémité brisée présente l'aspect d'une sorte de pinceau, et ces caractères permettent de reconnaître dans une étoffe la présence de fibres usées. On ne saurait mieux comparer les renflements dont nous venons de parler, et les extrémités brisées irrégulièrement, qu'à une branche d'osier pliée plusieurs fois de suite en un même point, et cassée à ses extrémités.

Ces renflements se remarquent en nombre plus ou moins grand sur toutes les fibres, aussi quelques auteurs ont pensé qu'ils étaient analogues à ceux qu'on rencontre au niveau des entre-nœuds de certains bambous ; mais il est facile, avec un peu d'attention, de s'assurer qu'ils n'ont pas d'autre origine que celle que nous avons indiquée plus haut.

Les étoffes de chanvre ou de lin sont souvent falsifiées avec une certaine quantité de coton que l'examen microscopique fait reconnaître immédiatement, car les fibres de coton sont des cylindres très aplatis, et ressemblent tout à fait à un ruban ; les fibres de chanvre au contraire sont des cylindres réguliers présentant les renflements dont nous avons parlé. Ces renflements ne sauraient exister sur le coton, car à cause de son aplatissement, la fibre de coton plie dans le sens de son épaisseur, et

non de sa largeur, et cette épaisseur est assez petite pour que la flexion puisse se faire sans entraîner la désagrégation de la substance qui forme la
fibre.

III. *Laine.*

Pour bien comprendre la texture de la laine, il
est nécessaire d'étudier d'abord celle de poils qui,
comme ceux de la chauve-souris, présentent les
différentes parties qui les composent, isolées.

Un poil de chauve-souris (fig. 67) se compose
d'une série de cornets évasés comme le pavillon
d'un cor de chasse, et qui sont introduits les uns
dans les autres, de manière que la partie étroite de
l'un semble sortir de la partie évasée de l'autre.
Il est assez remarquable que ce développement du
système pileux s'observe surtout chez les mammifères à locomotion aérienne. Chez les autres, les
cornets ne sont plus évasés, mais bien coniques;
et leurs bords présentent des irrégularités bien plus
grandes que celles qu'on trouve sur les cornets évasés. De plus, les cornets sont serrés les uns contre
les autres, de manière à représenter, par leur ensemble, un cylindre sur la surface duquel se trouvent
des lignes sinueuses plus ou moins perpendiculaires
à l'axe, et qui ne sont autre chose que les bords des

cornets dont nous avons parlé. A la partie centrale, ces cornets sont soudés si intimement, qu'on ne trouve plus de traces de leur existence. La substance des poils est alors uniforme, et peut par la pression et l'usure se désagréger en fibres parallèles au poil. Cette texture est rendue manifeste par l'inspection de certains poils de chauve-souris qui, à leur base, ont la texture que nous avons indiquée plus haut, et qui se terminent par transition insensible en un poil tout à fait semblable à ceux des autres mammifères.

La substance qui se trouve au centre du poil, et dont nous venons de parler, peut par l'usure et l'action d'agents mécaniques se diviser en fibres parallèles à l'axe. Cette structure si favorable à la solidité de la fibre se traduit même sur les poils normaux par une série de lignes très fines, parallèles au poil. Enfin à la partie centrale se trouve un canal plus ou moins large, souvent rempli de matière étrangère granulée, mais ce canal a une grande tendance à s'oblitérer, aussi un grand nombre de fibres n'en présentent même plus de traces ; d'autres, au contraire, laissent voir ce canal oblitéré sur différents points, et quelquefois d'une manière régulière. On a prétendu que ce canal contenait la substance pigmentaire qui colore le poil, mais il n'en est rien, car il est facile de s'assurer que cette substance est uniformément répandue dans le poil.

De plus, les poils qui n'ont pas de canal n'en sont pas moins colorés.

La lumière polarisée agit d'une manière remarquable sur tous les poils. Pour faire cette expérience on commence par armer le microscope de deux prismes de Nicol entre lesquels la préparation doit se trouver, puis, après avoir mis au point, on tourne les prismes de manière à ce que leurs sections principales fassent un angle droit. Le champ du microscope devient alors obscur, mais les poils restent très lumineux, et colorés des teintes les plus vives. Cette expérience est très belle quand on opère sur des poils blancs d'origine différente. Cet effet provient de ce que la substance du poil ne s'est pas solidifiée régulièrement dans toute la masse, et que certaines portions sont plus ou moins comprimées. Tous les appendices cornés présentent le même phénomène, et ce caractère permet fort bien de les reconnaître. C'est ainsi par exemple qu'on peut s'assurer que les ongles qui terminent les pattes de certains acarus, sont véritablement en corne.

Il n'est pas toujours facile de distinguer entre eux les poils des différents animaux. Les caractères sur lesquels on s'appuie sont tirés de la plus ou moins grande facilité avec laquelle on peut reconnaître leur texture.

La laine (fig. 68) est parfaitement incolore. Elle

forme des cylindres réguliers sur la surface desquels on observe des lignes brisées plus ou moins obliques, et ayant un certain parallélisme entre elles. On peut s'assurer en suivant une de ces stries jusqu'au bord du poil qu'elle correspond au bord de l'un des cornets dont nous avons parlé, et même cette disposition est si évidente qu'on peut à l'inspection d'une portion de poil distinguer le côté du bulbe et celui de l'extrémité. Si on saisit une fibre de laine par chaque extrémité et qu'on la serre également de chaque main, en éloignant celles-ci l'une de l'autre, le poil restera toujours dans la main qui tenait le côté du bulbe. Cette expérience est bien propre à démontrer comment il se fait que le feutrage ne soit possible qu'avec les poils de mammifères et non avec les fibres lisses, comme la soie ou le coton.

Dans la laine, cette disposition est plus marquée que dans toutes les autres fibres textiles, et c'est là surtout le caractère qui la fait reconnaître. Il est à noter aussi que les stries qui se trouvent dans la matière centrale sont moins prononcées que dans les autres fibres textiles. Le diamètre des fibres de laine peut aller jusqu'à 0,04, mais ordinairement il est moindre. Les variétés les plus fines sont les meilleures. La saillie des écailles qui sont à sa surface atteint quelquefois 0,002. Au fur et à mesure que la laine s'use, ces saillies disparaissent, et l'extrémité cassée des poils se désagrège avec facilité. Quelquefois même, lorsque les poils ont été teints avec des substances qui ont agi chimiquement sur leur substance, ils présentent des fentes perpendiculaires à l'axe, qui diminuent alors singulièrement leur solidité. (Fig. 69.) Les fabricants mélangent quelquefois ces fibres avariées avec une quantité de laine ordinaire suffisante pour pouvoir tisser une étoffe qui, au premier abord, ne peut être distinguée d'une étoffe en bonne laine ; inutile d'ajouter que l'acquéreur s'aperçoit à l'usage de la mauvaise qualité de l'étoffe ainsi fraudée. Le microscope permet de reconnaître la fraude au moment de l'achat, aussi devrait-il être employé toutes les fois qu'il s'agit d'une fourniture un peu considérable.

Il arrive souvent que la laine qu'on examine a été teinte de manière à être complétement opaque. Dans ce cas, il suffit d'ajouter à la préparation une goutte d'acide azotique pour la rendre transparente. Cette coloration peut même mettre l'expert sur la voie de la fraude, car souvent la laine de mauvaise qualité a eu précédemment une couleur différente, ou a pris, sous l'influence de la teinture, une nuance autre que celle qu'on voit sur les fibres neuves. L'expert constate alors que toutes les fibres usées ont une même teinte, différente de celle des bonnes fibres, il peut également s'aider pour trouver ces différences de teintes de l'action de quelques réactifs comme les acides énergiques dilués, ou les alcalis. Cette remarque, du reste, trouve encore son application dans l'examen des étoffes tissées avec un mélange de laine et de poils d'autres animaux. Ces derniers, en effet, se teignent ordinairement moins ou plus que les autres.

IV.— *Poils de chèvre commune*.

Ces poils (fig. 71) présentent la même structure que la laine, mais les écailles sont bien moins saillantes, tandis que les fibres centrales sont bien plus visibles. Il existe même toujours certains poils sur lesquels on ne trouve que des traces des écailles, tandis que les fibres centrales sont très-caractérisées. Ce sont surtout ces fibres lisses qui font reconnaître la présence de poils de chèvre.

Diamètre des fibres, de 0,02 à 0,08. Le diamètre des poils de la chèvre d'Angora et de Cachemir est en moyenne 0,02 ; quelques-uns ont seulement 0,01.

V.—*Alpaga, Chameau, etc.*

Les poils de l'Alpaga sont faciles à distinguer des fibres de laine ; en effet, les écailles sont ici complétement invisibles sur un grand nombre de poils qui dès lors ne peuvent être rapportés à la laine. D'autres fibres, au contraire, présentent des stries transversales analogues à celles qu'on voit sur les poils de chèvre. Dans toutes, les stries longitudinales sont très-développées. Leur diamètre est en moyenne 0,025 à 0,03.

Les poils de Chameau, dont on fait un si grand usage en Algérie, présentent les mêmes caractères.

Les poils de Vigogne sont remarquables par leur finesse, car leur diamètre varie de 0,007 à 0,01. Les stries et les écailles sont difficiles à voir.

Les poils de Dromadaire sont reconnaissables à leur diamètre, qui est de 0,06, et surtout au canal considérable qui se trouve au centre de chaque poil. Ce canal, qui est rempli de matière pigmentaire très-noire, a en moyenne 0,02 à 0,04.

VI.—*Soie*.

La soie (fig. 70, A) est formée de filaments aplatis, transparents, agissant d'une manière remarquable sur la lumière polarisée, et d'une régularité parfaite. Sous le rapport de la forme, elle présente une grande analogie avec le coton, qui, comme elle, a la forme de rubans. La largeur des fibres de soie est de 0,01 environ. Leur épaisseur est la moitié. Jamais on ne trouve de canal central. Les fibres de soie cassent net sans qu'on puisse découvrir dans leur cassure de fibres élémentaires. La soie ne peut être confondue avec aucune autre matière textile, si ce n'est le coton. Elle en diffère par ses dimensions plus petites. Si de plus on la traite par l'acide azotique, chaque fibre de soie se gonfle au point d'acquérir un diamètre de 0,05 et plus. Cette expérience peut être faite dans la lumière polarisée. On voit alors chaque fibre s'assombrir au fur à mesure qu'elle se ramollit en se gonflant, et finir par disparaître. L'acide azotique est au contraire sans action sur le coton.

La bourre de soie (Fig. 70, B) se présente sous la forme de fils composés de plusieurs fibres semblables à celles que nous venons de décrire, mais moins régulières et accolées les unes aux autres de manière à former des faisceaux. L'action de l'acide azotique sur elle est la même que sur la soie, et sert à la distinguer du coton ou du chanvre. Notons enfin que la soie, comme la laine et toutes les fibres azotées, est bien plus colorée par l'eau iodée que les fibres ligneuses analogues au coton et au chanvre. L'action sur la lumière polarisée ne peut servir de caractère, car elle est la même sur toutes les fibres végétales que nous avons décrites.

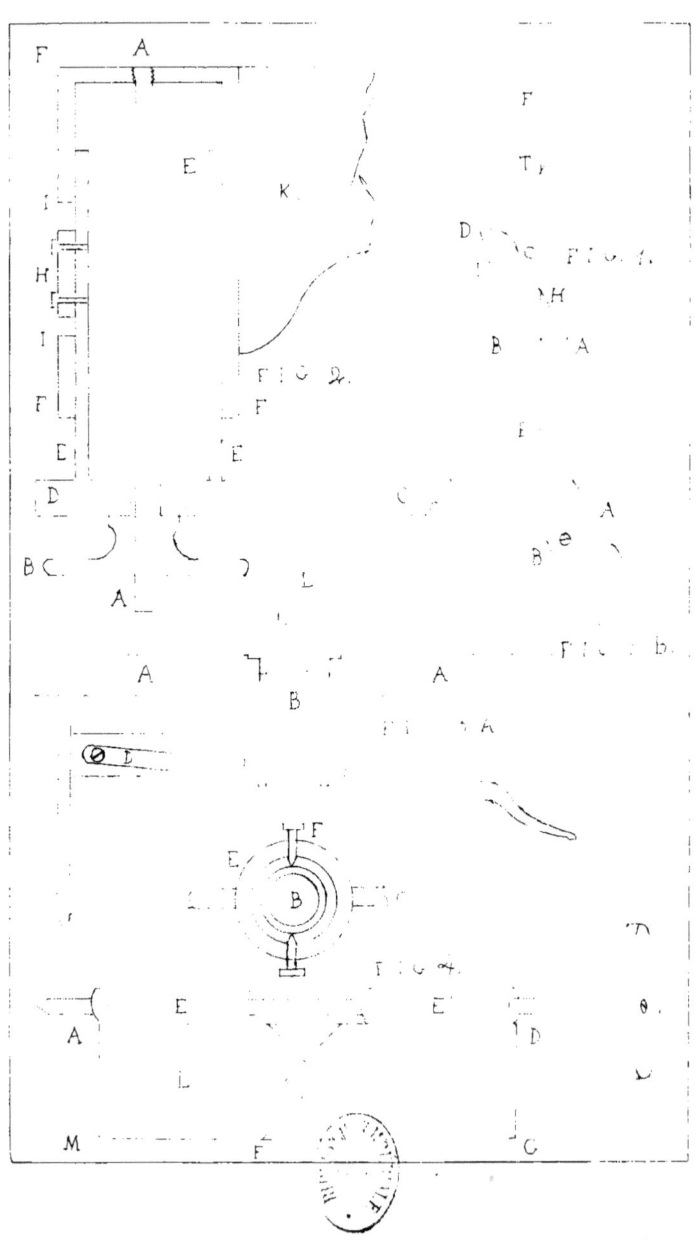

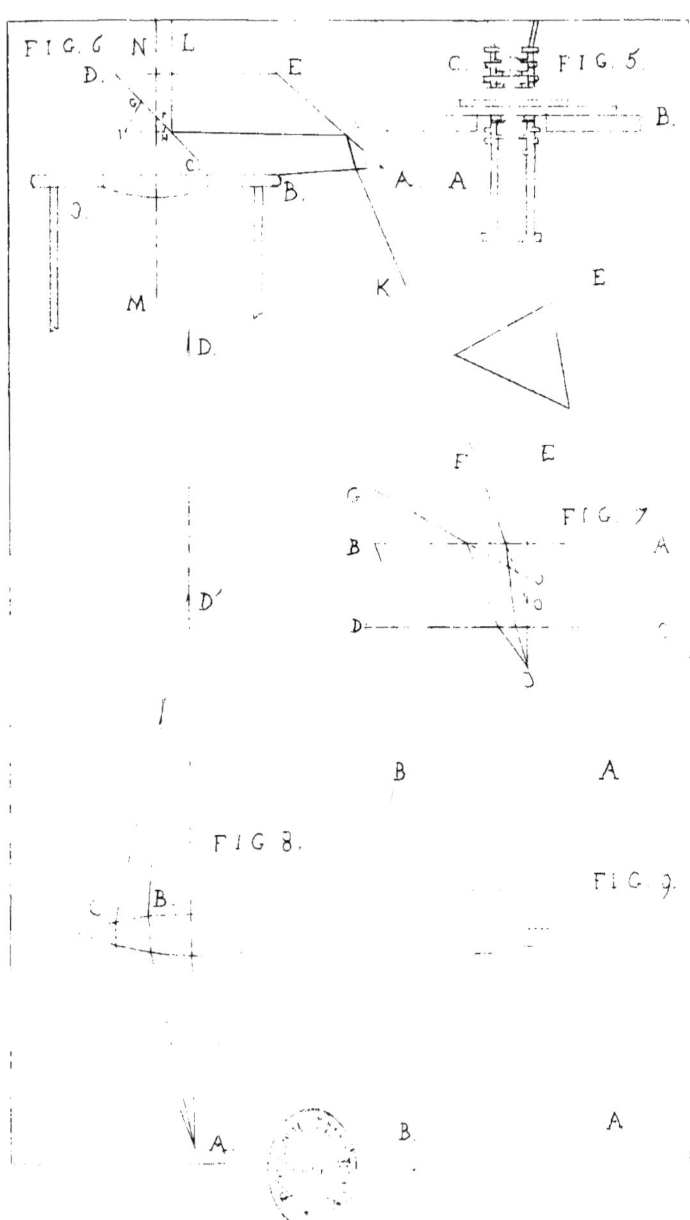

FIG. 6
N
L
D.
E
C
FIG. 5
B.
A
A
A
B.
C
E
M
D.
K
E
F
E
G
FIG. 7
B
A
D
D'
C
B
A
FIG 8.
FIG. 9.
B.
A.
B
A

Fig.12.

FIG. 19.

FIG. 28.

FIG. 29.

FIG. 30.

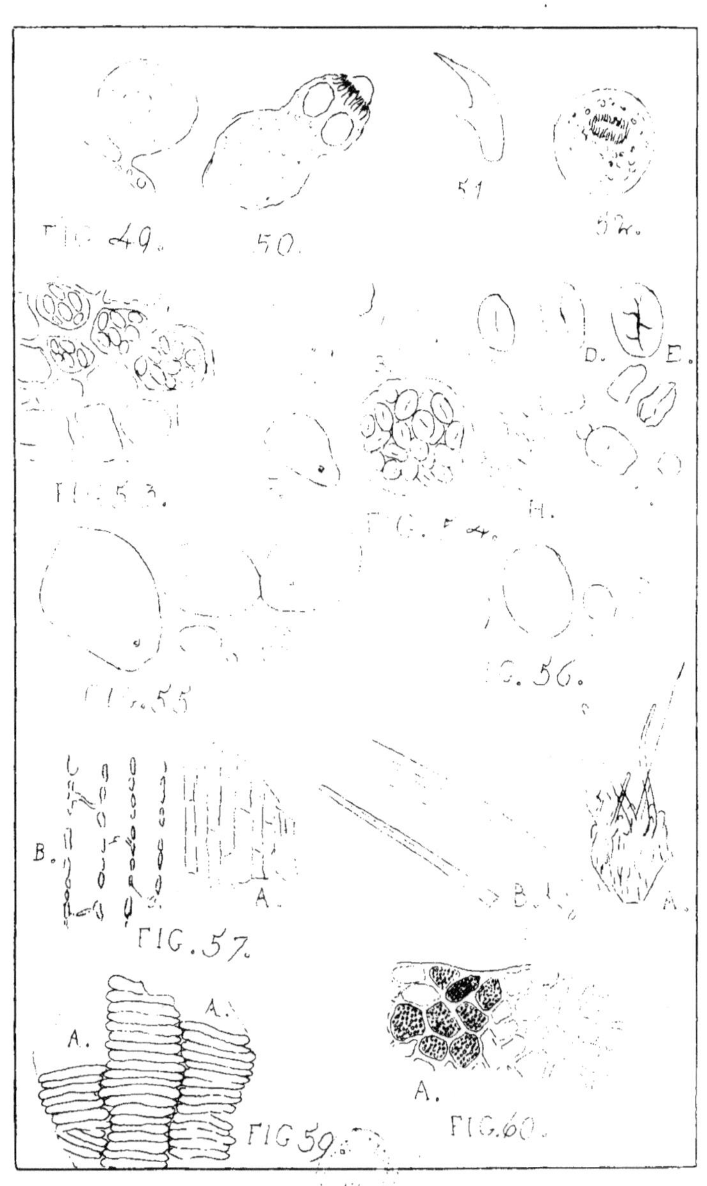

FIG. 49.
50.
51
52.
FIG. 53.
FIG. 54.
D.
E.
H.
FIG. 55.
FIG. 56.
B.
A.
B.
A.
FIG. 57.
A.
A.
FIG. 59.
A.
FIG. 60.

B
A
D
71.
D.
C.
B.
A.
FIG. 72.

EXPLICATION DES PLANCHES.

———

Figure 1. — Prisme destiné à éclairer obliquement les objets, coupe verticale. — A, B, C, D, prisme. E, F, axe du microscope. E, H, I, T, marche de la lumière qui tombe sur l'objet placé en T, et fait avec l'axe du microscope un angle I, T, H d'environ 30 degrés. Ce prisme, de plus, a l'avantage de concentrer la lumière à cause de la courbure D, C, dont le foyer est en T. Il est fixé dans une monture en cuivre et se place en B (fig. 3 A).

Figure 2. — Mouvement du microscope, coupe verticale. — A, vis en acier fixée à sa partie supérieure au fond du tube F. B, écrou que l'opérateur tourne pour mettre à son point. Autour de la vis A se trouve un fort ressort à boudin, qui appuie par ses deux extrémités sur le fond du tube E et sur celui du tube F. C, platine. D, oreille de la platine. E, tube intérieur fixé à l'oreille de la platine. F, tube extérieur. H, pièce rectangulaire en cuivre fixée au tube intérieur et destinée à empêcher le tube extérieur de tourner sur le premier. I, mortaise du tube extérieur. Cette mortaise a exactement la largeur de la pièce H, mais sa longueur est plus considérable, ce qui permet au tube extérieur de s'élever ou s'abaisser sans tourner sur lui-même. K, équerre fixée au tube extérieur et portant à droite le tube du microscope. L, pied.

Figure 3 A. — Mouvement destiné à hausser ou baisser les diaphragmes, coupe verticale. — A, platine. B, tube qui glisse à frottement doux dans l'ouverture centrale de la platine. D, levier dont l'extrémité droite sort du pied du microscope. Ce levier forme un anneau autour du tube B, auquel il est fixé par deux vis dont les axes sont perpendiculaires au plan de section. La figure placée au-dessous du tube B donne la projection sur un plan horizontal de cette partie de l'appareil. Dans cette figure, C est le levier; E, l'anneau faisant partie du levier qui entoure le tube B, et F, les vis qui relient les anneaux B et E. On voit qu'à l'aide de cette disposition, en baissant l'extrémité libre du levier, on baissera le tube B, pourvu toutefois que l'extrémité fixe D puisse se mouvoir horizontalement, ce que l'on obtient facilement en allongeant dans le sens horizontal l'ouverture dans laquelle glisse la vis D. Les diaphragmes, ou prismes divers, se placent sur le bord supérieur du tube B.

Figure 3 B. — Ancien diaphragme à trois ouvertures. — A, partie pleine. B, ouverture.

Figure 4. — Diaphragme rectangulaire à ouverture variable. A, vis sinistrorsum. D, vis dextrorsum. D, G, F, plaque de cuivre fixée à l'écrou E', et terminée à gauche par une échancrure rectangulaire. L, plaque semblable à la précédente et fixée à l'écrou E. Il est facile de voir qu'en tournant à droite la tête de la vis A D, l'ouverture rectangulaire qui se trouve au milieu des plaques augmentera sans que son centre se déplace. Cette ouverture doit être environ à un centimètre au-dessous de la platine, la tête de la vis est placée en dehors du pied, et le bord libre des plaques glisse dans une rainure. La forme carrée du diaphragme est sans influence.

Figure 5. — Concentrateur de Dujardin, d'après l'auteur.— A, concentrateur, se place dans l'anneau B (fig. 3 A). B, platine recouverte du porte-objet et du couvre-objet. C, objectif du microscope. D, prisme servant de miroir. A l'aide de ce prisme, on n'a pas à redouter les effets de la double réflexion des miroirs ordinaires. E, diaphragme ordinaire destiné à graduer le faisceau lumineux.

Figure 6. — Chambre claire de Nachet, pouvant s'adapter à tous les microscopes : coupe verticale suivant la section principale du prisme.—A, C, D, E, parallélipipède en cristal. O, B, objectif. F, G, I, H, petit prisme destiné à permettre au rayon M N de pénétrer dans le précédent. La projection de la surface G F sur un plan horizontal doit être à peu près égale à la moitié de la surface de la pupille. M, N, rayon provenant du microscope. K, R, H, L, marche du rayon provenant de la feuille de papier sur laquelle on dessine, laquelle doit être placée à la distance de vision distincte. Ces prismes sont fixés dans une monture en cuivre qui se pose sur l'oculaire. Dessin de grandeur naturelle.

Figure 7. — Marche de la lumière dans le couvre-objet. — A, B, C, D, section du couvre-objet. O, objet. O, E, rayon perpendiculaire non dévié. O, F, rayon peu oblique, paraissant venir du point O'. O, G, rayon plus oblique, paraissant provenir de O''.

Figure 8.—Aberration de sphéricité.— A, D, rayon perpendiculaire non dévié. A, B, D, rayon peu oblique dont le foyer est en D. A, C. D', rayon plus oblique dont le foyer est en D'. La distance D, D' est l'aberration de sphéricité.

Figure 9. — Rapport entre les divisions arbitraires placées dans l'oculaire et le millimètre divisé en 100 parties. A, division gravée sur verre et placée de manière que le verre supérieur de l'oculaire serve de loupe pour la voir, B B, millimètre divisé en 100 parties vu au microscope. Dans cette figure, 17 divisions de l'oculaire égalent cinq centièmes de millimètre.

Figure 10.—Pleurosigma attenuata.—A, navicule entière vue à un grossissement de 200 diamètres. B, la même, vue à un grossissement de 520 diamètres, et éclairée de manière à montrer les stries transversales. Les stries parallèles à l'axe ne se voient pas sur cette figure. Elles sont beaucoup plus faciles à distinguer que les premières.

Figure 11. — Pleurosigma angulata vue à différents grossissements et éclairée de différentes manières.—A, navicule entière vue à un grossissement de 200 diam. B, C, D, Fragment de navicule éclairé par la lumière oblique, de manière à montrer successivement les trois ordres de stries qui le couvrent Les flèches indiquent la direction de la lumière oblique, qui doit être perpendiculaire aux stries que l'on veut voir. Ces trois fragments, ainsi que le suivant, sont pris sur une navicule placée dans la position de celle qui est dessinée en A. B, stries obliques de gauche à droite et de haut en bas. D, stries obliques de droite à gauche et de haut en bas. C, stries transversales. Ces dernières sont plus difficiles à voir. Amplification de 1000 diamètres. B' C' D', fragment de la même navicule vu à un grossissement de 15,000 diamètres. Cette figure a été dessinée en regardant à la loupe une excellente photographie. Les stries marquées sur les figures précédentes B et D sont formées par les lignes B', B'' et D', D''. Les stries transversales sont formées par C', C''. On voit que dans ces dernières il n'existe pas de partie plus fortement ombrée, ce qui les rend plus difficiles à voir. Toutes ces stries se rencontrent sous des angles de 60°. Cette navicule est un excellent test-objet pour juger la bonté d'un microscope.

Figure 12.—Coupe verticale du microscope dont je me sers habituellement. Cet instrument a été fabriqué par M. Nachet; il donne une série d'amplifications variant entre 20 et 1,000 diamètres réels, et il me paraît réunir les meilleures conditions pour rendre les observations précises et faciles. A, oculaire. B, pièce dans laquelle on glisse l'échelle micrométrique destinée à mesurer les objets. Cette pièce est munie d'une vis qui permet à chaque observateur de mettre l'échelle à son point. C, vis qui permet de fixer la portion supérieure du tube du microscope sur l'inférieure. D, tube du microscope. E, tube fixé au pied et dans lequel le tube précédent glisse à frottement doux. F, tube pouvant glisser sur le tube H. G, pièce de cuivre fixée au tube H, et permettant au tube F de se mouvoir seulement dans le sens vertical. H, tube intérieur fixé à l'oreille de la platine. Ce tube contient la tige de la vis sur laquelle agit l'écrou K ; cette tige elle-même est entourée par un fort ressort à boudin , non figuré ici, et qui tend à soulever le tube F. I, objectif. J, oreille de la platine. K, écrou servant à mettre au point. L, boîte destinée à garantir l'extrémité de la vis. M, pied ou support, N, bouton servant à faire tourner le miroir. O, diaphragme. P, tube mobile verticalement à l'aide du levier Q, et destiné à recevoir les diaphragmes, prismes obliques, concentrateurs, polariseurs, etc. Q, levier destiné à mouvoir le tube P. R, pièce sur laquelle est fixé le levier Q. S, bouton qui permet de tirer O, P, Q et R en dehors du microscope, après que P a été baissé au-dessous du niveau de la platine. Cette disposition permet de placer successivement en O les divers prismes ou diaphragmes, sans changer de place l'objet qu'on examine, et qui, une fois déplacé, ne se retrouve souvent plus. T, miroir plane sur une de ses faces, concave sur l'autre.

U, masse en plomb donnant un grand poids à l'instrument. V, équerre qui relie le tube E au tube F. X, cylindre creux ou tambour qui supporte la platine. Cette dernière peut tourner horizontalement sans que ce mouvement soit partagé par O ; cette disposition permet de présenter successivement toutes les faces d'un objet à un faisceau de lumière oblique, et de mettre facilement les sections principales des nicols à angle droit dans les expériences de polarisation.

Figure 13. — A, grain de fécule vu dans l'air. B, le même dans l'eau. C, le même dans l'huile.

Figure 14. — Marche des rayons lumineux dans un corps sphérique et plus réfringent que le milieu qui l'entoure.

Figure 15. — Marche des rayons lumineux dans un corps sphérique moins réfringent que celui qui l'entoure.

Figure 16.—Corpuscules sanguins. — A, vus à plat. A', accolés et placés comme une pile de pièces de monnaie. B, avec centre obscur. D, avec centre clair. (On obtient ces effets en haussant ou en baissant un peu le microscope.) E, vus de profil. E', vus de trois quarts. Amp. 650. diam.

Figure 17. — Globules blancs du sang. — A, globules normaux. B, traités par l'acide acétique. Amp. 650 diam.

Figure 18. — A, globules muqueux. A', globules de transi

tion entre A et B. B, pus. C, globule pyoïde. D, pus traité par l'acide acétique. D', globule pyoïde traité par l'acide acétique. Amp. 650 diam.

Figure 19.—Globules granuleux. Amp. 650 diam.

Figure 20.—Epithélium pavimenteux.—A, jeune feuillet. B, feuillets adultes. C, feuillet vu sur la tranche. Amp. 600 diam.

Figure 21.—A, épithélium cylindrique. B, cils vibratils de la moule. C, épithélium vibratil. Amp. 600 diam., excepté pour les cils de la moule, qui sont amplifiés de 150 diam. seulement.

Figure 22.—Zoospermes.—A, vu de profil. B, vu de face. C, ayant à la base de la queue des débris de tube. Amp. 500.

Figure 23. — Ferment de l'urine des diabétiques. — Amp. 600.

Figure 24. — Acide urique. — A, vu de face. B, vu de trois quarts. C, vu de profil. D, cristaux placés comme en C et réunis en rosace. Amp. 100.

Figure 25. — A, urates. B, petites plaques d'acide urique provenant de la décomposition des urates par l'acide acétique. Amp. 375.

Figure 26. — Oxalate de chaux. — A, cristaux tels qu'on les rencontre habituellement. B, très-gros cristal. C, le même qu'en A, mais vu en haussant un peu le microscope après avoir mis au point.

Figure 27.—Phosphate ammoniaco-magnésien.—A, cristaux ordinaires. B, avec troncatures sur les angles. C, vu en haussant un peu le microscope après avoir mis au point.

Figure 28 —Lait.—A, globules du lait. B, globules muqueux et corps granuleux du colostrum. Amp. 300 à 400.

Figure 29.—Corps tenus en suspension dans la salive.— A, globules muqueux. B, épithélium pavimenteux. B', jeune feuillet épithélial C, Monade. C', Spirillum undula. C'', Vibrio bacillus. C''', Spirillum volutans. D, Leptothrix buccalis implanté sur des débris muqueux. D', rameau de Leptothrix très-grossi.

Figure 30.—Matières fécales.—A. épithélium pavimenteux. B épithélium cylindrique. C. deuxième et troisième enveloppes du blé. D, débris muqueux trouvés dans les selles riziformes de cholériques. E, cristaux verdâtres de même origine. F, gros globules muqueux de même origine. G, fragment épidermique d'un végétal. Ce fragment avait plusieurs centimètres de surface et avait été pris d'abord pour une fausse membrane.

Figure 31.—Cholestérine.—Amp. 200.

Figure 32.—Cancer.—A, cellule cancéreuse. B, cellule mère.

C, cellule à un seul noyau. D, noyaux isolés. E, tissu fibreux. F, globules de graisse. Amp. 350.

Figure 33.—Tissu fibro-plastique.—Amp. 550.

Figure 34.—Tubercule.

Figure 35. — Figure présentant les différents organes qu'on rencontre fréquemment dans les champignons microscopiques.— A, mycelium. B, rameau sporifère. C, spores. D, spores nues portées sur les côtés de la tige. E, spores nues rassemblées sur un réceptacle. F, sporange ou poche renfermant les spores. G, spores provenant de la division spontanée de la tige. H, spores à différents degrés de germination. I, gros rameau non parvenu à maturité.

Figure 36. — Achorion Schœnleinii (teigne). — Amp. 700.

Figure 37. — Cryptococcus cerevisiæ. — A, le microscope étant un peu haussé. B, le microscope étant un peu baissé. C, globule à cavité sans point central. D, globules en germination.—Amp. 700.

Figure 38. — Sarcina ventricule (Goodsir), Merismopœdia ventriculi (Robin),—Amp. 450.

Figure 39.— Oïdium albicans (muguet). — A, rameaux bien développés. B, jeunes rameaux.

Figure 40. Botrytis bassiana (muscardine).—A, mycelium. B, tubes sporifères. Amp. 250.

Figure 41.—Botrytis infestans (d'après Payen).— **A,** mycelium. B, tubes sporifères. C, tissu cellulaire de la feuille de pomme de terre. D, coupe des bords de la stomate par laquelle sort le tube B.

Figure 42.—Oïdium aurentiacum (d'après Payen).—A, masse formée par les champignons. B, coupe de A montrant le mycelium qui occupe la partie centrale. C, mycelium très-grossi. D, rameau sporifère.

Figure 43.—Oïdium tuckerii (maladie de la vigne).—A, mycelium. B, tubes sporifères. C, tube stérile, D, spores.

Figure 44.— Acarus femelle de la gale de l'homme.—(Cette figure, ainsi que les suivantes, est empruntée à l'excellente monographie du docteur Bourguignon.) — A, tête. B, ventouse terminale des pattes antérieures. C, membres postérieurs. D, poils qui terminent les membres postérieurs de la femelle. E, épimères des membres postérieurs, séparés chez la femelle. Amp. 120 diam.

Figure 45. — Jeune acarus n'ayant pas encore subi la première mue. C'est après celle-ci seulement que l'acarus sera pourvu de huit pattes et que les organes génitaux apparaîtront. Amp. 140 diam.

Figure 46 —Membre antérieur droit de l'acarus. — A, articulations. B, tube terminé par une ventouse.

Figure 47. — Acarus mâle. — Il se distingue de la femelle

1º par sa petite taille, 2º par la réunion des épimères des pattes postérieures, 3º par la ventouse qui termine la quatrième paire de pattes. Amp. 170 diam.

Figure 48. — OEuf d'acarus au dixième jour d'incubation, quelque temps avant l'éclosion. Amp. 175 diam.

Figure 49.—Échinocoque adhérent à la membrane fertile.— Amp. 70 diam.

Figure 50. — Échinocoque libre, ayant sorti sa tête. — Au-dessous du rostre, qui est entouré d'une couronne de crochets, on voit deux ventouses. Amp. 70 diam.

Figure 51.—Crochet isolé et très-grossi.

Figure 52.—Échinocoque dont la tête est rentrée.

Figure 53.—Tissu cellulaire contenant de la fécule.

Figure 54.—Cette figure montre les principales variétés de fécule.—A, grain dyssimétrique à hile punctiforme et ex-centrique. B, grain polyédrique. C, grain symétrique à hile central et linéaire. D, le même, présentant une fente unique sur le hile. E, le même, présentant une fente multiple. F, grain vu dans la lumière polarisée. G, grains contenus dans une cellule qui s'est détachée des cellules voisines. H, grains polyédriques réunis en pla-que. I, grain ne présentant qu'une ou deux facettes (sa-gou).

Figure 55.—Fécule de pomme de terre.—Amp. 200 diam.

Figure 56.—Amidon du blé.—Ampl. 200 diam.

Figure 57.—A, première enveloppe du blé, Amp. 70 diam. B, même enveloppe. Amp. 180 diam.

Figure 58. — A, insertion des poils du blé. Amp. 50 diam. B, poil du blé. Amp. 200 diam.

Figure 59. — Deuxième enveloppe du blé, montrant en A la troisième enveloppe qui la dépasse. Amp. 70 diam.

Figure 60. — Quatrième enveloppe du blé.— A, cellules incrustées de matière pigmentaire. B, cellules vides. Amp. 80 diam.

Figure 61 A.—Coupe transversale des enveloppes du blé.— A, première enveloppe. C, deuxième et troisième enveloppes. D, quatrième enveloppe, présentant cinq cellules pleines. E, partie occupée par l'amidon et le gluten.

Figure 61 B. — Coupe longitudinale des mêmes enveloppes. —B, première enveloppe. F, seconde et troisième enveloppes. G, cellules de la quatrième enveloppe. Ces coupes ont été faites sur un grain de blé tendre. Amp. 80 diam.

Figure 62. — Tissu réticulé des légumineuses. — Amp. 50 diam.

Figure 63.— A, fécule polyédrique de riz. C, fécule de sarrazin. Amp. 520 diam. B, quatrième enveloppe de l'orge. Amp. 75 diam.

Figure 64. — Pain. — A, grains de fécule gonflés. Amp. 100 diam. B, Bacterium. Amp. 200 diam. C, le même, vu à une amplification de 400 diam. D, le même, vu à une amplification de 1,200 diam.

Figure 65.—Fibre de coton.—Amp. 210 diam.

Figure 66.—Chanvre.—A, renflement. B, fibre détachée par l'usure. C, rupture incomplète. Cette fibre provient d'un linge usé. Amp. 200 diam.

Figure 67.—Poil de chauve-souris.— Amp. 200 diam.

Figure 68.—Laine.—Amp. 200 diam.

Figure 69. — Laine usée.—A, désagrégation et rupture des fibres élémentaires. Les aspérités de la surface ont disparu.—Amp. 200 diam.

Figure 70. — Soie. — A, point où la fibre aplatie tourne sur elle-même. Amp. 380 diam. B, bourre de soie formée par la réunion de fibres soudées. Amp. 110 diam.

Figure 71.—Poil de chèvre.—Amp. 200 diam.

Figure 72. — Sulfate de quinine. — A, gros faisceau de cristaux. B, cristaux isolés. C, le cristal A se dissolvant dans l'acide acétique. D, sulfate de quinine dissous dans l'acide acétique et cristallisant par évaporation.

TABLE DES MATIÈRES.

———

—

PREMIER LIVRE.

—

CHAPITRE Ier.

DU MICROSCOPE ET DE SES ACCESSOIRES.

CHAPITRE II.

EMPLOI DU MICROSCOPE.

—

DEUXIÈME LIVRE.

—

CHAPITRE Ier.

—

CHAPITRE II.

—

CHAPITRE III.

OBSERVATIONS RELATIVES A LA PHYSIOLOGIE.

—

CHAPITRE IV.

OBSERVATIONS RELATIVES A LA PATHOLOGIE.

CHAPITRE V.

OBSERVATIONS RELATIVES A LA MÉDECINE LÉGALE.

CHAPITRE VI.

OBSERVATIONS RELATIVES A L'HYGIÈNE ET A LA MATIÈRE MÉDICALE.

TABLE ALPHABÉTIQUE DES MATIÈRES.

—

A

B

C

D

E

F

M

O

P

Q

U

V

Z

Paris. — Imprimerie de E. Brière, rue Saint-Honoré, 257.